二十世纪中国心理学名著丛编

心理卫生论丛

丁　瓒◎著

主编◎郭本禹　　阎书昌　　特约编辑◎李伟强

海峡出版发行集团
THE STRAITS PUBLISHING & DISTRIBUTING GROUP | 福建教育出版社

图书在版编目（CIP）数据

心理卫生论丛/丁瓒著. －福州：福建教育出版
社，2023.12
（二十世纪中国心理学名著丛编）
ISBN 978-7-5334-9672-2

Ⅰ.①心… Ⅱ.①丁… Ⅲ.①心理健康－丛刊 Ⅳ.
①R395.6-55

中国国家版本馆 CIP 数据核字（2023）第 091191 号

二十世纪中国心理学名著丛编

Xinli Weisheng Luncong
心理卫生论丛
丁 瓒 著

出版发行 福建教育出版社
（福州市梦山路 27 号 邮编：350025 网址：www.fep.com.cn
编辑部电话：0591-83726908
发行部电话：0591-83721876 87115073 010-62024258）
出 版 人 江金辉
印 刷 福州万达印刷有限公司
（福州市闽侯县荆溪镇徐家村 166-1 号厂房第三层 邮编：350101）
开 本 890 毫米×1240 毫米 1/32
印 张 6.125
字 数 126 千字
插 页 2
版 次 2023 年 12 月第 1 版 2023 年 12 月第 1 次印刷
书 号 ISBN 978-7-5334-9672-2
定 价 20.00 元

如发现本书印装质量问题，请向本社出版科（电话：0591-83726019）调换。

编校凡例

1. 选编范围。"二十世纪中国心理学名著丛编"（以下简称"丛编"）选编 20 世纪经过 50 年时间检验、学界有定评的水平较高、影响较大、领学科一定风骚的心理学著作。这些著作在学术上有承流接响的作用。

2. 版本选择。"丛编"本书是以第一版或修订版为底本。

3. 编校人员。"丛编"邀请有关老、中、青学者，担任各册"特约编辑"，负责校勘原著、撰写前言（主要介绍作者生平、学术地位与原著的主要观点和学术影响）。

4. 编校原则。尊重原著的内容和结构，以存原貌；进行必要的版式和一些必要的技术处理，方便阅读。

5. 版式安排。原著是竖排的，一律转为横排。横排后，原著的部分表述作相应调整，如"右表""左表""右文""左文"均改为"上表""下表""上文""下文"等等。

6. 字体规范。改繁体字为简化字，改异体字为正体字；"的""得""地""底"等副词用法，一仍旧贯。

7. 标点规范。原著无标点的，加补标点；原著标点与新式标点不符的，予以修订；原文断句不符现代汉语语法习惯的，予以调整。原著有专名号（如人名、地名等）的，从略。书名号用《》、〈〉规范形式；外文书名排斜体。

8. 译名规范。原著专门术语，外国人名、地名等，与今通译有异的，一般改为今译。首次改动加脚注注明。

9. 数字规范。表示公元纪年、年代、年、月、日、时、分、秒，计数与计量及统计表中的数值，版次、卷次、页码等，一般用阿拉伯数字；表示中国干支等纪年与夏历月日、概数、年级、星期或其他固定用法等，一般用数字汉字。此外，中国干支等纪年后，加注公元纪年，如光绪十四年（1888）、民国二十年（1931）等。

10. 标题序号。不同层级的内容，采用不同的序号，以示区别。若原著各级内容的序号有差异，则维持原著序号；若原著下一级内容的序号与上一级内容的序号相同，原则上修改下一级的序号。

11. 错漏校勘。原著排印有错、漏、讹、倒之处，直接改动，不出校记。

12. 注释规范。原著为夹注的，仍用夹注；原著为尾注的，改为脚注。特约编辑补充的注释（简称"特编注"），也入脚注。

总序：

中国现代心理学的历史进程

　　晚清以降的西学东渐，为中国输入了西方科学知识和体系，作为分科之学的科学开始在中国文化中生根发芽。现代科学体系真正的形成和发展则是在民国时期，当时中国传统文明与西方近现代文明的大碰撞，社会的动荡与变革，新旧思想的激烈冲突，科学知识的传播与影响，成就了民国时期的学术繁荣时代。有人将之看作是"中国历史上出现了春秋战国以后的又一次百家争鸣的盛况"①。无论后人是"高估"还是"低估"民国时期的学术成就，它都是中国学术发展进程中重要的一环。近年来民国时期学术著作的不断重刊深刻反映出它们的学术价值和历史地位。影响较大者有上海书店的"民国丛书"、商务印书馆的"中华现代学术名著丛书"、岳麓书社的"民国学术文化名著"、东方出版社的"民国学术经典文库"和"民国大学丛书"，以及福建教育出版社的"20世纪中国教育学名著丛编"等。这

---

① 周谷城：《"民国丛书"序》，载《出版史料》2008年第2期。

些丛书中也收录了民国时期为数不多的重要心理学著作，例如，"民国丛书"中收有朱光潜的《变态心理学派别》、高觉敷的《现代心理学》、龚德义的《宗教心理学》、陈鹤琴的《儿童心理之研究》和潘菽的《社会的心理基础》等，"民国大学丛书"收录章颐年的《心理卫生概论》，"20 世纪中国教育学名著丛编"包括艾伟的《教育心理学》、萧孝嵘的《教育心理学》、高觉敷的《教育心理》和王书林的《心理与教育测量》等。中国现代心理学作为一门独立的学科，仅有上述丛书中收入的少数心理学著作还难以呈现全貌，更为细致全面的整理工作仍有待继续开展。

一、西学东渐：中国现代心理学的源头

我国古代有丰富的心理学思想，却没有真正科学意义上的心理学。如同许多其他学科一样，心理学在我国属于"舶来品"。中国现代心理学的产生经历了西方心理学知识向中国输入和传播的历史阶段。最早接触到西方心理学知识的中国人是容闳、黄胜和黄宽，他们于 1847 年在美国大学中学习了心灵哲学课程，这属于哲学心理学的范畴，继而颜永京于 1860 年或 1861 年在美国大学学习了心灵哲学课程。颜永京回国后于 1879 年开始在圣约翰大学讲授心理学课程，他首开国人之先河，于 1889 年翻译出版了美国人海文著的《心灵学》（上本）[1]，这是史界公

---

① 译自 Haven，J.，*Mental philosophy：Including the intellect，sensibilities，and will*. Boston：Gould & Lincoln，1858.

认的第一部汉译心理学著作。此前传教士狄考文于1876年在山东登州文会馆开设心灵学即心灵哲学或心理学课程。1898年，美国传教士丁韪良出版了《性学举隅》①，这是第一本以汉语写作的心理学著作。1900年前后，日本在中国学习西方科学知识的过程中起到了桥梁作用，一批日本学者以教习的身份来到中国任教。1902年，服部宇之吉开始在京师大学堂讲授心理学课程，并撰写《心理学讲义》②。1904年，三江师范学堂聘请日本学者菅沼虎雄任心理学、教育学课程教习。1901—1903年译自日文的心理学著作主要有：樊炳清译、林吾一著的《应用心理学》（1901），③ 久保田贞则编纂的《心理教育学》（1902），王国维译、元良勇次郎著的《心理学》（1902），吴田炤译、广岛秀

---

① 其英文名为 *Christian Psychology*。《性学举隅》中的心理学知识，有更强的科学性和实证性，而《心灵学》中的心理学知识，则更具哲学性和思辨性。其主要原因是，《性学举隅》成书于19世纪末，西方心理学已经确立学科地位，科学取向的心理学知识日益增多，许多心理学著作也相继出版，该书对这些心理学知识吸收较多；而《心灵学》的原著成书于19世纪50年代，西方心理学还处于哲学心理学阶段，近代科学知识还没有和哲学心理相互融合起来。此外，丁韪良在阐述心理学知识时，也具有较强的实证精神。他在提及一个心理学观点或理论时，经常会以"何以验之"来设问，然后再提供相应的证据或实验依据进行回答。同时他指出，"试验"（即实验）是西方实学盛行的原因，中国如果想大力发展实学，也应该以实验方法为重。丁韪良的这种实证精神，无论是对当时人们正确理解和运用心理学，还是对于其他学科都是有积极意义的。

② 由他的助教范源廉译述，此书的线装本没有具体的出版时间，大致出版于1902—1903年。服部宇之吉的讲义经过润色修改后于1905年在日本以中文出版。

③ 王绍曾主编：《清史稿艺术志拾遗》，北京：中华书局2000年版，第1534页。

太朗著的《初等心理学》（1902），田吴炤译、高岛平三郎著的《教育心理学》（1903），张云阁译、大濑甚太郎和立柄教俊合著的《心理学教科书》①（1903），上海时中书局编译的心理学讲义《心界文明灯》（1903），沈诵清译、井上圆了著的《心理摘要》（1903）。此外，张东荪、蓝公武合译了詹姆斯《心理学简编教程》（1892）的第一章绪论、第二章感觉总论和第三章视觉，题名为《心理学悬论》。② 1907 年王国维还自英文版翻译出版丹麦学者海甫定（H. Höffding）的《心理学概论》，1910 年自日文版翻译出版美国禄尔克的《教育心理学》，这两本书在当时产生了较大影响。1905 年在日本留学的陈榥编写出版的《心理易解》，被学界认为是中国学者最早自编的心理学书籍。此后至新文化运动开始起，一批以日本教习的心理学讲义为底本编写或自编的心理学书籍也相继出版，例如，湖北师范生陈邦镇等编辑的《心理学》（1905，内页署名《教育的心理学》）、江苏师范编的《心理学》（1906）、蒋维乔的《心理学》（1906）和《心理学讲义》（1912）、彭世芳的《心理学教科书》（1912，版权页署名《（中华）师范心理学教科书》）、樊炳清的《心理学要领》（师范学校用书，1915）、顾公毅的《新制心理学》（书脊署名《新制心理学教科书》，1915）、张子和的《广心理学》（上册，1915）、张毓聪和沈澄清编的《心理学》（1915）等。

---

① 该书还有另外一中译本，译者为顾绳祖，1905 年由江苏通州师范学堂出版。

② 詹姆斯著，张东荪、蓝公武译：《心理学悬论》，载《教育》1906年第 1、2 期。

从西方心理学输入路径来看，上述著作分别代表着来自美国、日本、欧洲的心理学知识的传入。从传播所承载的活动来看，有宗教传播和师范教育两种活动，并且后者相继替代了前者。从心理学知识传播者身份来看，有传教士、教育家、哲学家等。

"心理学"作为一门学科的名称，其术语本身在中国开始使用和流行也有一个历史过程。"Psychology"一词进入汉语文化圈要早于它所指的学问或学科本身，就目前所知，该词最早见于1868年罗存德（William Lobscheid）在香港出版的《英华字典》（*An English and Chinese Dictionary*），其汉译名为"灵魂之学""魂学"和"灵魂之智"。① 在日本，1875年哲学家西周翻译的《心理学》被认为是日本最早的心理学译著。汉字"心理学"是西周从"性理学"改译的，故西周也是"心理学"的最早创译者。② 但"心理学"一词并没有很快引入中国。当时中国用于指称心理学知识或学科的名称并不统一。1876年，狄考文在山东登州文会馆使用"心灵学"作为心理学课程名称；1880年，《申报》使用"心学"一词指代颜永京讲授的心理学课程；1882年，颜永京创制"心才学"称谓心理学；1886年，分

---

① 阎书昌：《中国近现代心理学史（1872—1949）》，上海：上海教育出版社 2015 年版，第 12 页。

② 新近有研究者考证发现了中国知识分子执权居士于 1872 年在中国文化背景下创制了"心理（学）"一词，比日本学者西周创制"心理学"一词早三年，但执权居士的"心理（学）"术语并没有流行起来。参见：阎书昌：《中国近现代心理学史（1872—1949）》，上海：上海教育出版社2015 年版，第 13—14 页。

别译自赫胥黎《科学导论》的《格致小引》和《格致总学启蒙》两本中各自使用"性情学"和"心性学"指称心理学；1889年，颜永京使用"心灵学"命名第一本心理学汉本译著；1898年，丁韪良在《性学举隅》中使用"性学"来指心理学。最后，康有为、梁启超于1897－1898年正式从日本引入"心理学"一词，并开始广泛使用。康有为、梁启超十分重视译书，认为"中国欲为自强第一策，当以译书为第一义"，康有为"大收日本之书，作为书目志以待天下之译者"。① 他于1896年开始编的《日本书目志》共收录心理学书籍25种，其中包括西周翻译的《心理学》。当时，日文中是以汉字"心理学"翻译"psychology"。可见，康有为当时接受了"心理学"这一学科名称。不过《日本书目志》的出版日期不详。梁启超于1897年11月15日在《时务报》上发表的《读〈日本书目志〉后》一文中写道："……愿我人士，读生理、心理、伦理、物理、哲学、社会、神教诸书，博观而约取，深思而研精。"② 梁启超作为康有为的学生，也是其思想的积极拥护者，很可能在《日本书目志》正式出版前就读到了书稿，并在报刊上借康有为使用的名称正式认可了"心理学"这一术语及其学科。③ 另外，大同译书局于

① 转引自杨鑫辉、赵莉如主编：《心理学通史》（第2卷），济南：山东教育出版社2000年版，第142页。

② 转引自阎书昌：《中国近现代心理学史（1872—1949）》，上海：上海教育出版社2015年版，第43页。

③ 阎书昌：《"心理学"在我国的第一次公开使用》，载杨鑫辉主编：《心理学探新论丛（2000年辑）》，南京：南京师范大学出版社2000年版，第240－241页。

1898年春还出版了日本森本藤吉述、翁之廉校订的《大东合邦新义》一书，该书中也使用过"心理学"一词："今据心理学以推究之"，后有附注称："心理学研究性情之差别，人心之作用者也。"[①] 此书是日本学者用汉语写作，并非由日文译出，经删改编校而成，梁启超为之作序。这些工作都说明了康有为和梁启超为"心理学"一词在中国的广泛传播所作出的重要贡献。以上所述仅仅是"心理学"作为一门学科名称在中国的变迁和发展，中国文化对心理学知识与学科的接受必定有着更为复杂的过程。

这一时期最值得书写的历史事件就是蔡元培跟随现代心理学创始人冯特的学习经历。蔡元培先后两次赴德国留学。在留学德国以前，蔡元培就对西方的文化科学有所涉及，包括文史、政经及自然科学。他译自日文的《生理学》《妖怪学》等著作就涉猎到心理学知识。蔡元培学习心理学课程是在第一次留学期间的1908年10月至1911年11月，他在三年学习期间听了八门心理学课程，其中有冯特讲授的三门心理学课程：心理学、实验心理学、民族心理学，还有利普斯（Theodor Lipps）讲授的心理学原理，勃朗（Brahon）讲授的儿童心理学与实验教育学，威斯（Wilhelm Wirth）讲授的心理学实验方法，迪特里希（Ottmar Dittrich）讲授的语言心理学、现代德语语法与心理学基础。蔡元培接受过心理学的专业训练，这是不同于中国现代心理学早期多是自学成才的其他人物之处，也是他具有中国现

---

① 转引自阎书昌：《中国近现代心理学史（1872—1949）》，上海：上海教育出版社2015年版，第43页。

代心理学先驱地位的原因之一。蔡元培深受冯特在实验心理学上开创性工作的影响，在其担任北京大学校长期间，于1917年支持陈大齐在哲学系内建立我国第一个心理学实验室，这是中国心理学发展史上的第一个心理学实验室，具有标志性意义。陈大齐是另一位中国现代心理学的先驱，1909年他进入东京帝国大学文科哲学门之后，受到日本心理学家元良勇次郎的影响，对心理学产生极为浓厚的兴趣，于是选心理学为主科，以理则学（亦称论理学，即逻辑学）、社会学等为辅科。陈大齐在日本接受的是心理学专业训练，1912年回国后开展的许多理论和实践工作对我国早期心理学都具有开创性的意义。

中国现代心理学学科的真正确立，是始于第一批学习心理学的留学生回国后从事心理学的职业活动，此后才出现了真正意义上的中国心理学家。

二、出国留学：中国现代心理学的奠基

中国现代心理学是新文化运动的产物，我国第一代心理学家正是成长于这一历史背景之下。20世纪初，我国内忧外患，社会动荡，国家贫弱，不断遭到西方列强在科学技术支撑下的坚船利炮的侵略，中华民族面临着深重的民族危机。新文化运动的兴起，在中国满布阴霾的天空中，响起一声春雷，爆发了一场崇尚科学、反对封建迷信、猛烈抨击几千年封建思想的文化启蒙运动。1915年，陈独秀创办《青年杂志》（后改名为《新青年》），提出民主和科学的口号，标志着新文化运动的开始，

到1919年"五四"运动爆发时，新文化运动达到高潮。中国先进的知识分子试图从西方启蒙思想那里寻找救国救民之路，对科学技术产生了崇拜，提出了"科学救国"和"教育救国"的口号，把科学看成是抵御外侵和解决中国一切问题的工具，认为只有科学才能富国强兵，使中国这头"睡狮"猛醒，解除中国人民的疾苦，摘掉头上那顶"东亚病夫"的耻辱帽子。西方现代科学强烈冲击了中国的旧式教育，"开启民智""昌明教育""教育救国"的声音振聋发聩。孙中山在《建国方略》中写道："夫国者，人之所积也。人者，心之所器也。国家政治者，一人群心理之现象也。是以建国之基，当发端于心理。"① 他认为"一国之趋势，为万众之心理所造成；"② 要实现教育救国，就要提高国民的素质，改造旧的国民性，塑造新的国民。改造国民性首先要改造国民的精神，改造国民的精神在于改造国民的行为，而改造人的行为在于改造人的心理。著名教育家李石曾也主张："道德本于行为，行为本于心理，心理本于知识。是故开展人之知识，即通达人之心理也；通达人之心理，即真诚人之行为也；真诚人之行为，即公正人之道德也。教育者，开展人之知识也。欲培养人之有公正之道德，不可不先有真诚之行为；欲有真诚之行为，不可不先有通达之心理；欲有通达之心理，不可不先有开展之知识。"③ 了解人的心理是改造人的心理的前

　　① 《孙中山全集》（第6卷），北京：中华书局1981年版，第214－215页。

　　② 孙文：《心理建设》，上海：一心书店1937年版，第83页。

　　③ 李石曾：《无政府说》，载《辛亥革命前十年时间政选集》（第三卷），北京：三联书店1960年版，第162－163页。

提，了解人的心理是进行教育的前提，而心理学具有了解心理、改造心理的作用。所以，当时一批有志青年纷纷远赴重洋攻读心理学。① 汪敬熙后来对他出国为何学习心理学的回忆最能说明这一点，他说："在十五六年前，更有一种原因使心理学渐渐风行。那时候，许多人有一种信仰，以为想改革中国必须从改造社会入手；如想改造社会必须经过一番彻底的研究；心理学就是这种研究必需的工具之一，我记得那时候好些同学因为受到这种信仰的影响，而去读些心理学书，听些心理学的功课。"② 张耀翔赴美前夕，曾与同学廖世承商讨到美国所学专业，认为人为万物之灵，强国必须强民，强民必须强心，于是决心像范源廉先生（当时清华学堂校长）那样，身许祖国的教育事业，并用一首打油诗表达了他选学心理学的意愿："湖海飘零廿二

---

① 中国学生大批留美始于 1908 年的"庚款留学"。1911 年经清政府批准，成立了留美预备学校即清华学堂。辛亥革命爆发之后，清华学堂因战事及经费来源断绝原因停顿半年之久，至 1912 年 5 月学堂复校，改称"清华学校"。由于"教育救国"运动的需要，辛亥革命之后留美教育得以延续。在这批留美大潮中，有相当一部分留学生以心理学作为主修专业，为此后中国现代心理学的发展积聚了专业人才。据 1937 年的《清华同学录》统计，学教育、心理者（包括选修两门以上学科者，其中之一是教育心理）共 81 人。早期的心理学留学生主要有：王长平（1912 年赴美，1915 年回国）、唐钺（1914 年赴美，1921 年回国）、陈鹤琴（1914 年赴美，1919 年回国）、凌冰（1915 年赴美，1919 年回国）、廖世承（1915 年赴美，1919 年回国）、陆志韦（1915 年赴美，1920 年回国）、张耀翔（1915 年赴美，1920 年回国）等。

② 汪敬熙：《中国心理学的将来》，载《独立评论》1933 年第 40 号。

年，今朝赴美快无边。此身原许疗民瘼，誓把心书仔细研!"①
潘菽也指出："美国的教育不一定适合中国，不如学一种和教育
有关的比较基本的学问，即心理学。"②

在国外学习心理学的留学生接受了著名心理学家的科学训
练，为他们回到中国发展心理学打下了扎实的专业功底。仅以
获得博士学位的心理学留学生群体为例，目前得以确认的指导
过中国心理学博士生的心理学家有美国霍尔（凌冰）、卡尔（陆
志韦、潘菽、王祖廉、蔡乐生、倪中方、刘绍禹）、迈尔斯（沈
有乾、周先庚）、拉施里（胡寄南）、桑代克（刘湛恩）、瑟斯顿
（王徵葵）、吴伟士（刘廷芳、夏云）、皮尔斯伯里（林平卿）、
华伦（庄泽宣）、托尔曼（郭任远）、梅耶（汪敬熙）、黄翼（格
塞尔）、F. H. 奥尔波特（吴江霖），英国斯皮尔曼（潘渊、陈
立）、皮尔逊（吴定良），法国瓦龙（杨震华）、福柯（左任侠），
等等。另外，指导过中国学生或授过课的国外著名心理学家还
有冯特（蔡元培）、铁钦纳（董任坚）、吕格尔（潘渊）、皮亚杰
（卢濬）、考夫卡（朱希亮、黄翼）、推孟（黄翼、周先庚）、苛
勒（萧孝嵘）等。由此可见，这些中国留学生海外求学期间接
触到了西方心理学的最前沿知识，为他们回国之后传播各个心
理学学派理论，发展中国现代心理学奠定了坚实的基础。

在海外学成归来的心理学留学生很快成长为我国第一代现

---

① 程俊英：《耀翔与我》，载张耀翔著：《感觉、情绪及其他——心理
学文集续编》，上海：上海人民出版社 1986 年版，第 308—332 页。

② 潘菽：《潘菽心理学文选》，南京：江苏教育出版社 1987 年版，第
2 页。

代心理学家，他们拉开了中国现代心理学的序幕。他们传播心理学知识，建立心理学实验室，编写心理学教科书，创建大学心理学系所，培养心理学专门人才，成立心理学研究机构和组织，创办心理学专业刊物，从事心理学专门研究与实践，对中国现代心理学的诸多领域作出奠基性和开拓性贡献，分别成为中国心理学各个领域的领军人物。这些归国留学生大都是 25～30 岁之间的青年学者，他们对心理学具有强烈的热情，正如张耀翔所说的："心理学好比我的宗教。"[①] 同时，他们精力旺盛，受传统思想束缚较少，具有雄心壮志，具有创新精神和开拓意识，致力于发展中国的心理学，致力于在中国建立科学的心理学，力图把"心理学在国人心目中演成一个极饶兴趣、惹人注目的学科"。[②] 不仅如此，他们还具有更远大的抱负，把中国心理学推向世界水平。就像郭任远在给蔡元培的一封信中所表达的："倘若我们现在提倡心理学一门，数年后这个科学一定不落美国之后。因为科学心理学现在还在萌芽时代。旧派的心理学虽已破坏，新的心理学尚未建设。我们现在若在中国从建设方面着手，将来纵不能在别人之前，也决不致落人后。""倘若我们尽力筹办这个科学，数年后一定能受世界科学界的公认。"[③]

中国第一代心理学家还积极参与当时我国思想界和学术界

① 张耀翔：《心理学文集》，上海：上海人民出版社 1983 年版，第 231 页。

② 张耀翔：《心理学文集》，上海：上海人民出版社 1983 年版，第 246 页。

③ 郭任远：《郭任远君致校长函》，载《北京大学日刊》1922 年总第 929 号。

的讨论。如陈大齐在"五四"运动时期，积极参与当时科学与灵学的斗争，运用心理学知识反对宣扬神灵的迷信思想。唐钺积极参与了20世纪20年代初（1923）的"科学与玄学"论战。汪敬熙在北大就读时期就是"五四"运动的健将，也是著名的新潮社的主要成员和《新潮》杂志的主力作者，提倡文学革命，致力于短篇小说的创作，他也是继鲁迅之后较早从事白话小说创作的作家。陆志韦则提倡"五四"新诗运动，他于1923年出版的《渡河》诗集，积极探索了新诗歌形式和新格律的实践。

三、制度建设：中国现代心理学的确立

"五四"运动之后，在海外学习心理学的留学生①陆续回国。他们从事心理学的职业活动，逐渐形成我国心理学的专业队伍。他们大部分都任教于国内的各大高等院校中，承担心理学的教学与科研任务，积极开展中国现代心理学的早期学科制度建设。他们创建心理学系所、建立心理学实验室、成立心理学专业学会和创办心理学刊物，开创了中国现代心理学的一个辉煌时期。

（一）成立专业学会

1921年8月，在南京高等师范学校组织暑期教育讲习会，有许多学员认为心理学与教育关系密切，于是签名发起组织中

----

① 这些心理学留学生大部分人都获得了博士学位，也有一部分人在欧美未获得博士学位，如张耀翔、谢循初、章益、王雪屏、王书林、阮镜清、普施泽、黄钰生、胡秉正、高文源、费培杰、董任坚、陈雪屏、陈礼江、陈飞鹏等人。他们回国后在心理学领域同样作出了重要贡献。

华心理学会，征求多位心理学教授参加。几天之后，在南京高等师范学校临时大礼堂举行了中华心理学会成立大会，通过了中华心理学会简章，投票选举张耀翔为会长兼编辑股主任，陈鹤琴为总务股主任，陆志韦为研究股主任，廖世承、刘廷芳、凌冰、唐钺为指导员。这是中国第一个心理学专业学会。中华心理学会自成立后，会员每年都有增加，最盛时多达235人。但是由于学术活动未能经常举行，组织逐渐涣散。1931年，郭一岑、艾伟、郭任远、萧孝嵘、沈有乾、吴南轩、陈鹤琴、陈选善、董任坚等人尝试重新筹备中华心理学会，但是后来因为"九一八"国难发生，此事被搁置，中华心理学会就再也没有恢复。

1935年11月，陆志韦发起组织"中国心理学会"，北京大学樊际昌、清华大学孙国华、燕京大学陆志韦被推为学会章程的起草人。三人拟定的"中国心理学会章程草案"经过讨论修改后，向各地心理学工作者征求意见，获得大家的一致赞同，认为"建立中国心理学会"是当务之急。1936年11月，心理学界人士34人发出由陈雪屏起草的学会组织启事，正式发起组织中国心理学会。1937年1月24日，在南京国立编译馆大礼堂举行了中国心理学会成立大会。会上公推陆志韦为主席，选出陆志韦、萧孝嵘、周先庚、艾伟、汪敬熙、刘廷芳、唐钺为理事。正当中国心理学会各种活动相继开展之际，"七七事变"爆发，学会活动被迫停止。

1930年秋，时任考试院院长的戴季陶鉴于测验作为考试制度的一种，有意发起组织测验学会。由吴南轩会同史维焕、赖琏二人开始做初步的筹备工作。截至当年 12 月 15 日共征得 57 人的同意做发起人,通过通讯方式选举吴南轩、艾伟、易克橾、陈鹤琴、史维焕、顾克彬、庄泽宣、廖茂如、邰爽秋为筹备委员,陈选善、陆志韦、郭一岑、王书林、彭百川为候补委员,指定吴南轩为筹备召集人,推选吴南轩、彭百川、易克橾为常务委员。1931 年 6 月 21 日,在南京中央大学致知堂召开成立大会和会员大会。

1935 年 10 月,南京中央大学教育学院同仁发起组织中国心理卫生协会,向全国心理学界征求意见,经过心理学、教育、医学等各界共 231 人的酝酿和发起,并得到 146 位知名人士的赞助,中国心理卫生协会于 1936 年 4 月 19 日在南京正式召开成立大会,并通过了《中国心理卫生协会简章》。该协会的宗旨是保持并促进精神健康,防止心理、神经的缺陷与疾病,研究有关心理卫生的学术问题,倡导并促进有关心理卫生的公共事业。1936 年 5 月,经过投票选举艾伟、吴南轩、萧孝嵘、陈剑脩、陈鹤琴等 35 人为理事,周先庚、方治、高阳等 15 人为候补理事,陈大齐、陈礼江、杨亮功、刘廷芳、廖世承等 21 人为监事,梅贻琦、章益、郑洪年等 9 人为候补监事。在 6 月 19 日举行的第一次理事会议上,推举吴南轩(总干事)、萧孝嵘、艾伟、陈剑脩、朱章赓为常务理事。

(二)创办学术期刊

《心理》,英文刊名为 *Chinese Journal of Psychology*,由张耀翔于 1922 年 1 月在北平筹备创办的我国第一种心理学期刊。编辑部设在北京高等师范学校心理学实验室的中华心理学会总会，它作为中华心理学会会刊，其办刊宗旨之一是，"中华心理学会会员承认心理学自身是世上最有趣味的一种科学。他们研究，就是要得这种精神上的快乐。办这个杂志，是要别人也得同样的快乐"。① 《心理》由张耀翔主编，上海中华书局印刷发行，于1927年7月终刊。该刊总共发表论文163篇，其中具有创作性质的论文至少50篇。1927年，周先庚以《1922年以来中国心理学旨趣的趋势》为题向西方心理学界介绍了刊发在《心理》杂志上共分为21类的110篇论文。② 这是中国心理学界的研究成果第一次集体展示于西方心理学界，促进了后者对中国心理学的了解。

《心理半年刊》，英文刊名为 *The N. C. Journal of psychology*，由中央大学心理学系编辑，艾伟任主编，于1934年1月1日在南京创刊，至1937年1月1日出版第4卷1期后停刊，共出版7期。其中后5期均为"应用心理专号"，可见当时办刊宗旨是指向心理学的应用。该刊总共载文88篇，其中译文21篇。

《心理季刊》是由上海大夏大学心理学会出版，1936年4月创刊，1937年6月终刊。该刊主任编辑为章颐年，其办刊宗旨是"应用心理科学，改进日常生活"，它是当时国内唯一一份关于心理科学的通俗刊物。《心理季刊》共出版6期，发表87篇文章（包括译文4篇）。栏目主要有理论探讨、生活应用、实验报告及参考、名人传记、书报评论、心理消息、论文摘要等七

---

① 《本杂志宗旨》，载《心理》1922年第1卷1号。

② Chou，S. K.，Trends in Chinese psychological interests *since 1922*. *The American Journal of Psychology*. 1927，38（3）.

个栏目，还有插图照片 25 帧。

《中国心理学报》由燕京大学和清华大学心理学系编印，1936 年 9 月创刊，1937 年 6 月终刊。后成为中国心理学会会刊。主任编辑为陆志韦，编辑为孙国华和周先庚。蔡元培为该刊题写了刊名。在该刊 1 卷 1 期的编后语中，追念 20 年代张耀翔主编的《心理》杂志，称这次出版"名曰《中国心理学报》，亦以继往启来也"。该刊英文名字为 *The Chinese Journal of Psychology*，与《心理》杂志英文名字完全相同，因此可以把《中国心理学报》看作是《心理》杂志的延续或新生。同时，《中国心理学报》在当时也承担起不同于 20 年代"鼓吹喧闹，笔阵纵横"拓荒期的责任，不再是宣传各家学说，而是进入扎扎实实地开展心理学研究的阶段，从事"系统之建立""以树立为我中华民国之心理学"。该刊总共发表文章 24 篇，其中实验报告 14 篇，系统论述文章 4 篇，书评 3 篇，其他有关实验仪器的介绍、统计方法等 3 篇。

抗战全面爆发之前，我国出版的心理学刊物还有以下几种：[①]《测验》是 1932 年 5 月由中国测验学会创刊的专业性杂志，专门发表关于测验的学术论文。共出版 9 期，于 1937 年 1 月出版最后一期之后停刊，计发表 100 余篇文章。《心理附刊》是中央大学日刊中每周一期的两页周刊，1934 年 11 月 20 日发刊，中间多次中断，1937 年 1 月 14 日以后完全停刊。该刊载文多为译文，由该校"心理学会同仁于研习攻读之暇所主持"，其

---

① 杨鑫辉、赵莉如主编：《心理学通史》（第 2 卷），济南：山东教育出版社 2000 年版，第 209－212 页，第 217－226 页。

宗旨是"促进我国心理学正当的发展，提倡心理学的研究和推广心理学的应用"。该刊共出版 45 期，计发表文章 59 篇，其中译文 47 篇，多数文章都是分期连载。《中央研究院心理研究所丛刊》是中央研究院心理研究所印行的一种不定期刊物，专门发表动物学习和神经生理方面的实验研究报告或论文，共出版 5 期。同时心理研究所还出版了《中央研究院心理研究所专刊》，共发行 10 期。这两份刊物每一期为一专题论文，均为英文撰写，其中多篇研究报告都具有较高的学术价值。《心理教育实验专篇》是中央大学教育学院教育实验所编辑发行的一种不定期刊物，专门发表心理教育实验报告，共出版 7 期。1934 年 2 月出版第 1 卷 1 期，1939 年出版第 4 卷 1 期，此后停止刊行。

（三）建立教学和研究机构

1920 年，南京高等师范学校教育科设立了心理学系，这是我国建立的第一个心理学系。不久，该校更名为东南大学，东南大学的心理学系仍属教育科。当时中国大学开设独立心理学系的只有东南大学。陈鹤琴任该校教务长，廖世承任教育科教授。在陆志韦的领导下，心理学系发展得较快，有"国内最完备的心理学系"之誉，心理学系配有仪器和设备先进的心理学实验室。1927 年，东南大学与江苏其他八所高校合并成立第四中山大学，不久又更名为中央大学。中央大学完全承袭了东南大学的心理学仪器和图书，原注重理科的学科组成心理学系，隶属于理学院，潘菽任系主任。原注重教育的学科组成教育心理组，隶属于教育学系。1929 年，教育心理组扩充为教育心理学系，隶属教育学院，艾伟为系主任。1932 年，教育心理学系与理学院心理学系合并一系，隶属于教育学院，萧孝嵘出任系主任。1939年，中央大学教育学院改为师范学院，心理学系复归理学院，并在师范学院设立教育心理学所，艾伟出任所长。

1926年，北京大学正式建立心理学系。早在1919年，蔡元培在北京大学将学门改为学系，并在实行选科制时，将大学本科各学系分为五个学组，第三学组为心理学系、哲学系、教育系，当时只有哲学系存在，其他两系未能成立，有关心理学的课程都附设在哲学门（系）。1917年陈大齐在北京大学建立了中国第一个心理学实验室，次年他编写了我国第一本大学心理学教科书《心理学大纲》，该书广为使用，产生很大影响。1926年正式成立心理学系，并陆续添置实验仪器，使心理学实验室开始初具规模，不仅可以满足学生学习使用，教授也可以用来进行专门的研究。

1922年，庄泽宣回国后在清华大学（当时是清华学校时期）开始讲授普通心理学课程。1926年，清华大学将教育学和心理学并重而成立教育心理系。1928年3月1日，出版由教育心理系师生合编的刊物《教育与心理》（半年刊），时任系主任为主任编辑朱君毅，编辑牟乃祚和傅任敢。当年秋天清华大学成立心理学系，隶属于理学院，唐钺任心理学系主任，1930年起孙国华担任心理学系主任。1932年秋，清华大学设立心理研究所（后改称研究部），开始招收研究生。清华大学心理学系建立了一个在当时设备比较先进、完善的心理学实验室，其规模在当时中国心理学界内是数一数二的。

1923年7月，北京师范大学成立，其前身为北京高等师范学校。1920 年 9 月张耀翔受聘于该校讲授心理学课，包括普通心理学、实验心理学、儿童心理学和教育心理学，并创建了一个可容十人的心理学实验室，可称得上当时中国第二个心理学室实验室。

1923 年，郭任远受聘于复旦大学讲授心理学。当年秋季招收了十余名学生，成立心理学系，隶属于理科，初设人类行为之初步、实验心理学、比较心理学、心理学审明与翻译四门课程。1924 年聘请唐钺讲授心理学史。郭任远曾将几百本心理学书籍杂志用作心理学系的图书资料，并募集资金添置实验仪器、动物和书籍杂志，其中动物就有鼠、鸽、兔、狗和猴等多种，以供实验和研究所用。至 1924 年，该系已经拥有了心理学、生理学和生物学方面中外书籍 2000 余册，杂志 50 余种。1925 年郭任远募集资金盖了一个四层楼房，名为"子彬院"，将心理学系扩建为心理学院，并出任心理学院主任，这是当时国内唯一的一所心理学院。其规模居世界第三位，仅次于苏联巴甫洛夫心理学院和美国普林斯顿心理学院，故被称为远东第一心理学院。心理学院下拟设生物学系、生理学及解剖学系、动物心理学系、变态心理学系、社会心理学系、儿童心理学系、普通心理学系和应用心理学系等八个系，并计划将来变态心理学系附设精神病院，儿童心理学系附设育婴医院，应用心理学系附设实验学校。子彬院大楼内设有人类实验室、动物实验室、生物实验室、图书室、演讲厅、影戏厅、照相室、教室等。郭任远招揽了国内顶尖的教授到该院任教，在当时全国教育界享有"一院八博士"之誉。

1924 年，上海大夏大学成立。最初在文科设心理学系，教育科设教育心理组，并建有心理实验室。1936 年，扩充为教育学院教育心理学系，章颐年任系主任。当时该系办得很好，教育部特拨款添置设备，扩充实验室，增设动物心理实验室，并相继开展了多项动物心理研究。大夏大学心理学系很重视实践，自制或仿制实验仪器，并为其他大学心理学系代制心理学仪器，还印制了西方著名心理学家图片和情绪判断测验用图片，供心理学界同仁使用。该系师生还组织成立了校心理学会，创办儿童心理诊察所。大夏大学心理学系在心理学的应用和走向生活方面，属于当时国内心理学界的佼佼者。

1919 年，燕京大学最早设立心理科。1920 年刘廷芳赴燕京大学教授心理学课程，翌年经刘廷芳建议，心理学与哲学分家独立成系，隶属理学院，由刘廷芳兼任系主任，直至 1925 年。1926 年燕京大学进行专业重组，心理学系隶属文学院。刘廷芳本年度赴美讲学，陆志韦赴燕京大学就任心理学系主任和教授。刘廷芳在美期间为心理学系募款，得到白兰女士（Mrs. Mary Blair）巨额捐助，心理学系的图书仪器设备得到充实，实验室因此命名为"白兰氏心理实验室"。

1929 年，辅仁大学成立心理学系，首任系主任为德国人葛尔慈教授（Fr. Joseph Goertz），他曾师从德国实验心理学家林德渥斯基（Johannes Lindworsky），林德渥斯基是科学心理学之父冯特的学生。葛尔慈继承了德国实验心理学派的研究传统，在辅仁大学建立了在当时堪称一流的实验室，其实验仪器均是购自国外最先进的设备。

1927 年 6 月，中山大学成立心理学系，隶属文学院，并创建心理研究所，聘汪敬熙为系、所的主任。他开设了心理学概论、心理学论文选读和科学方法专题等课程。1927 年 2 月汪敬熙在美国留学期间，受戴季陶和傅斯年的邀请回国创办心理研究所，随即着手订购仪器。心理研究所创办时"已购有值毫银万元之仪器，堪足为生理心理学，及动物行为的研究之用，在设备上，在中国无可称二，即比之美国有名大学之心理学实验室，亦无多愧"①。

　　据《中华民国教育年鉴》统计，截止到 1934 年我国有国立、省立和私立大学共 55 所，其中有 21 所院校设立了心理学系（组）。至 1937 年之前，国内还有一些大学尽管没有成立心理学系，但通常在教育系下开设有心理学课程，甚至创建有心理学实验室，这些心理学力量同样也为心理学在中国的发展作出了重要贡献，如湖南大学教育学系中的心理学专业和金陵大学的心理学专业。

　　1928 年 4 月，中央研究院正式成立，蔡元培任院长。心理研究所为最初计划成立的五个研究所之一，这是我国第一个国家级的心理学专门研究机构。1928 年 1 月"中央研究院组织法"公布之后，心理研究所着手筹备，筹备委员会包括唐钺、汪敬熙、郭任远、傅斯年、陈宝锷、樊际昌等六人。② 1929 年 4 月

　　① 引自阎书昌：《中国近现代心理学史（1872—1949）》，上海：上海教育出版社 2015 年版，第 129 页。
　　② 《中央研究院心理学研究所筹备委员会名录》，载《大学院公报》1928 年第 1 期。

中央研究院决定成立心理研究所，于 5 月在北平正式成立，唐钺任所长。1933 年 3 月心理研究所南迁上海，汪敬熙任所长。此时工作重点侧重神经生理方面的研究。1935 年 6 月，心理研究所又由上海迁往南京。1937 年，抗战全面爆发后，心理研究所迁往长沙，后到湖南南岳，又由南岳经桂林至阳朔，1940 年冬，至桂林南部的雁山村稍微安定，才恢复了科研工作。抗战胜利后，1946 年 9 月，心理研究所再次迁回上海。

（四）统一与审定专业术语

作为一个学科，其专业术语的定制具有重要的意义。1908 年，清学部尚书荣庆聘严复为学部编订名词馆总纂，致力于各个学科学术名词的厘定与统一。学部编订名词馆是我国第一个审定科学技术术语的统一机构。《科学》发刊词指出："译述之事，定名为难。而在科学，新名尤多。名词不定，则科学无所依倚而立。"① 庄泽宣留学回国之后发现心理学书籍越来越多，但是各人所用的心理学名词各异，深感心理学工作开展很不方便。1922 年，中华教育改进社聘请美国教育心理测验专家麦柯尔（William Anderson McCall，1891—1982）来华讲学并主持编制多种测验。麦柯尔曾邀请朱君毅审查统计和测验的名词。随后他又提出要开展心理学名词审定工作，并打算邀请张耀翔来做这件事情，但后来把这件事情委托给了庄泽宣。庄泽宣声称利用这次机会，可以钻研一下中国的文字适用于科学的程度如何。庄泽宣首先利用华伦著《人类心理学要领》（*Elements of*

---

① 《发刊词》，载《科学》1915 年第 1 卷第 1 期。

Human Psychology，1922）一书的心理学术语表，并参照其他的书籍做了增减，然后对所用的汉语心理学名词进行汇总。本来当时计划召集京津附近的心理学者进行商议，但是未能促成。庄泽宣在和麦柯尔商议之后，就开始"大胆定译名"，最后形成了译名草案，由中华教育改进社在 1923 年 7 月印制之后分别寄送给北京、天津、上海、南京的心理学家，以征求意见。最后由中华教育改进社于 1924 年正式出版中英文对照的《心理学名词汉译》一书。

继庄泽宣开展心理学名词审查之后，1931 年清华大学心理系主任孙国华领导心理学系及清华心理学会全体师生着手编制中国心理学字典。此时正值周先庚回国，他告知华伦的心理学词典编制计划在美国早已公布，而且规模宏大，筹划精密，两三年内应该能出版。中国心理学字典的编译工作可以暂缓，待华伦的心理学词典出版之后再开展此项工作。1934 年该系助教米景沅开始搜集整理英汉心理学名词，共计 6000 多词条，初选之后为 3000 多，并抄录成册，曾呈请陆志韦校阅，为刊印英汉心理学名词对照表做准备。而此时由国立编译馆策划，赵演主持的心理学名词审查工作也已开始，一改过去个人或小规模进行心理学名词编制工作的局面，组织了当时中国心理学界多方面的力量参与这项工作，并取得很好的成绩。

1935 年夏天，商务印书馆开始筹划心理学名词的审查工作，由赵演主持，左任侠协助。商务印书馆计划将心理学名词分普通心理学、变态心理学、生理心理学、应用心理学和心理学仪器与设备五部分分别审查，普通心理学名词是最早开始审查的。

赵演首先利用华伦的《心理学词典》（*Dictionary of Psychology*）搜集心理学专业名词，并参照其他书籍共整理出 2732 个英文心理学名词。在整理英文心理学名词之后，他又根据 49 种重要的中文心理学译著，整理出心理学名词的汉译名称，又将散见于当时报刊上的一些汉译名词补入，共整理出 3000 多个。此后又将这些资料分寄给国内 59 位心理学家，以及 13 所大学的教育学院或教育系征求意见，此后相继收到 40 多位心理学家的反馈意见。这基本上反映了国内心理学界对这份心理学名词的审查意见。例如，潘菽在反馈意见中提到，心理学名词的审查意味着标准化，但应该是帮助标准化，而不能创造标准。心理学名词自身需要经过生存的竞争，待到流行开来再进行审查，通过审查进而努力使其标准化。[①] 经过此番的征求意见之后，整理出 1393 条心理学名词。此时成立了以陆志韦为主任委员的普通心理学名词审查委员会，共 22 名心理学家，审查委员会的成员均为教育部正式聘请。赵演还整理了心理学仪器名词 1000 多条，从中选择了重要的 287 条仪器名称和普通心理学名词一并送审。1937 年 1 月 19 日在国立编译馆举行由各审查委员会成员参加的审查会议，最后审查通过了 2000 多条普通心理学名词，100 多条心理学仪器名词（后来并入普通心理学名词之中）。1937 年 3 月 18 日教育部正式公布审查通过的普通心理学名词。1939 年 5 月商务印书馆刊行了《普通心理学名词》。赵演空难离世，致使原本拟定的变态心理学、生理心理学和应用心理学名

---

① 潘菽：《审查心理学名词的原则》，载《心理学半年》1936 年第 3 卷 1 期。

词的审定工作中止了，当然，全面抗战的爆发也是此项工作未能继续下去的重要原因。

四、中国本土化：中国现代心理学的目标

早在1922年《心理》杂志的发刊词中就明确提出："中华心理学会会员研究心理学是从三方面进行：一、昌明国内旧有的材料；二、考察国外新有的材料；三、根据这两种材料来发明自己的理论和实验。办这个杂志，是要报告他们三方面研究的结果给大家和后世看。"①"发明自己的理论和实验"为中国早期心理学者提出了发展的方向和目标，就是要实现心理学的中国本土化。

自《心理》杂志创刊之后，有一批心理学文章探讨了中国传统文化中的心理学思想，例如余家菊的《荀子心理学》、汪震的《戴震的心理学》和《王阳明心理学》、无观的《墨子心理学》、林昭音的《墨翟心理学之研究》、金抟之的《孟荀贾谊董仲舒诸子性说》、程俊英的《中国古代学者论人性之善恶》和《汉魏时代之心理测验》、梁启超的《佛教心理学浅测》等。② 这些文章在梳理中国传统文化中心理学思想的同时，还提出建设"中国心理学"的本土化意识。汪震在《王阳明心理学》一文中提出："我们研究中国一家一家心理的目的，就是想造成一部有

---

① 《本杂志宗旨》，载《心理》1922年第1卷1号。
② 张耀翔：《从著述上观察中国心理学之研究》，载《图书评论》1933年第1期。

系统的中国心理学。我们的方法是把一家一家的心理学用科学方法整理出来，然后放在一处作一番比较，考察其中因果的关系，进一步的方向，成功一部中国心理学史。"① 景昌极在《中国心理学大纲》一文更为强调中国"固有"的心理学："所谓中国心理学者，指中国固有之心理学而言，外来之佛教心理学等不与焉。"② 与此同时，中国早期心理学家还从多个维度上开展了面向中国人生活文化与实践的心理学考察和研究，为构建中国人的心理学或者说中国心理学进行了早期探索工作。例如，张耀翔以中国的八卦和阿拉伯数字为研究素材，用来测验中国人学习能力，尤其是学习中国文字的能力。③ 又如，罗志儒对1600 多中国名人的名字进行等级评定，分析了名字笔画、意义、词性以及是否单双字与出名的关系。④ 再如，陶德怡调查了《康熙字典》中形容善恶的汉字，并予以分类、比较，由此推测国民对于善恶的心理，以及国民道德的特色和缺点，并提出了改进国民道德的建议。⑤ 这些研究并非是单纯的文本分析，既有利用中国传统文化中的资料为研究素材所开展的探讨，也有利用现实生活的资料为素材，探讨中国人的心理与行为规律。从这些研究中，我们可以看出中国早期开展的心理学研究对中西方

① 汪震：《王阳明心理学》，载《心理》1924 年第 3 卷 3 号。
② 景昌极：《中国心理学大纲》，载《学衡》1922 年第 8 期。
③ 张耀翔：《八卦研究》，载《心理》1922 年第 1 卷 2 号。
④ 罗志儒：《出名与命名的关系》，载《心理》1924 年第 3 卷第 4号。
⑤ 引自阎书昌：《中国近现代心理学史（1872—1949）》，上海：上海教育出版社 2015 年版，第 193 页。

文化差异的关注和探索，对传统文化和生活实践的重视。

到了 20 世纪 30 年代，中国心理学在各个领域都取得了长足的发展，一些心理学家开始总结过去 20 年发展的经验和不足，讨论中国心理学到底要走什么样的道路。1933 年，张耀翔在《从著述上观察中国心理学之研究》一文中写道："'中国心理学'可作两解：（一）中国人创造之心理学，不拘理论或实验，苟非抄袭外国陈言或模仿他人实验者皆是；（二）中国人绍介之心理学，凡一切翻译及由外国文改编，略加议论者皆是。此二种中，自以前者较为可贵，惜不多见，除留学生数篇毕业论文（其中亦不尽为创作）与国内二三大胆作者若干篇'怪题'研究之外，几无足述。"[1] 可见，张耀翔明确提出要发展中国人自己的心理学。同年，汪敬熙在《中国心理学的将来》一文中提出了中国心理学的发展方向问题："心理学并不是没有希望的路走……中国心理学可走的路途可分理论的及实用的研究两方面说。……简单说来，就国际心理学界近来的趋势，和我国心理学的现状看去，理论的研究有两条有希望的路。一是利用动物生态学的方法或实验方法去详细记载人或其他动物自受胎起至老死止之行为的发展。在儿童心理学及动物心理学均有充分做这种研究的机会。这种记载是心理学所必需的基础。二是利用生理学的智识和方法去做行为之实验的分析"[2]，而实用的研究这条路则是工业心理的研究。汪敬熙的研究思想及成果对我

---

[1]　张耀翔：《从著述上观察中国心理学之研究》，载《图书评论》1933 年第 1 期。

[2]　汪敬熙：《中国心理学的将来》，载《独立评论》1933 年第 40 号。

国心理学的生理基础领域研究有着深远的影响。1937年，潘菽在《把应用心理学应用于中国》一文中提出："我们要讲的心理学，不能把德国的或美国的或其他国家的心理学尽量搬了来就算完事。我们必须研究我们自己所要研究的问题。研究心理学的理论方面应该如此，研究心理学的应用方面更应该如此。"只有"研究中国所有的实际问题，然后才能有贡献于社会，也只有这样，我们才能使应用心理学在中国发达起来。……我们以后应该提倡应用的研究，但提倡的并不是欧美现有的应用心理学，而是中国实际所需要的应用心理学。"[①]

上述这些论述包含着真知灼见，其背后隐含着我国第一代心理学家对心理学在中国的本土化和发展中国人自己心理学的情怀。发展中国的心理学固然需要翻译和引介西方的心理学，模仿和学习国外心理学家开展研究，但这并不能因此而忽视、漠视中国早期心理学家本土意识的萌生，并进而促进中国心理学的自主性发展。[②] 在中国现代心理学的各个领域分支中，都有一批心理学家在执着于面向中国生活的心理学实践工作的开展，其中有两个最能反映中国第一代心理学家以本土文化和社会实践为努力目标进行开拓性研究并取得丰硕成果的领域：一是汉字心理学研究，二是教育与心理测验。

---

① 潘菽：《把应用心理学应用于中国》，载《心理半年刊》1937年第4卷1期。

② Blowers, G. H., Cheung, B. T., & Han, R., Emulation vs. indigenization in the reception of western psychology in Republican China: An analysis of the content of Chinese psychology journals（1922－1937）. *Journal of the History of the Behavioral Sciences*. 2009，45（1）.

汉字是中国独特的文化产物。以汉语为母语的中国人在接触西方心理学的过程中很容易唤起本土研究的意识，引起那些接受西方心理学训练的中国留学生的关注，并采用科学的方法对其进行研究。20 世纪 20 年代前后中国国内正在兴起新文化运动，文字改革的呼声日渐高涨。最早开展汉字心理研究的是刘廷芳于 1916—1919 年在美国哥伦比亚大学所做的六组实验，其被试使用了 398 名中国成年人，18 名中国儿童，9 名美国成年人和 140 名美国儿童。[①] 其成果后来于 1923—1924 年在北京出版的英文杂志《中国社会与政治学报》（*The Chinese Social and Political Science Review*）上分次刊载。1918 年张耀翔在哥伦比亚大学进行过"横行排列与直行排列之研究"[②]，1919 年高仁山（Kao，J. S.）与查良钊（Cha，L. C.）在芝加哥大学开展了汉语和英文阅读中眼动的实验观察，1920 年柯松以中文和英文为实验材料进行了阅读效率的研究。[③] 自 1920 年起陈鹤琴等人花了三年时间进行语体文应用字汇的研究，并根据研究结果编成中国第一本汉字查频资料即《语体文应用字汇》，开创了汉字字量的科学研究之先河，为编写成人扫盲教材和儿童课本、读物提供了用字的科学依据。1921—1923 年周学章在桑代克的指

<hr />

[①]　周先庚：《美人判断汉字位置之分析》，载《测验》1934 年第 3 卷 1 期。

[②]　艾伟：《中国学科心理学之发展》，载《教育心理研究》1940 年第 1 卷 3 期。

[③]　Tinker，M. A.，Physiological psychology of reading. *Psychological Bulletin*，1931，28（2）. 转引自陈汉标：《中文直读研究的总检讨》，载《教育杂志》1935 年第 25 卷 10 期。

导下进行"国文量表"的博士学位论文研究，1922—1924 年杜佐周在爱荷华州立大学做汉字研究。1923—1925 年艾伟在华盛顿大学研究汉字心理，他获得博士学位回国后，一直致力于汉语的教与学的探讨，其专著《汉字问题》（1949）对提高汉字学习效能、推动汉字简化以及汉字由直排改为横排等，均产生了重要影响。1925—1927 年沈有乾在斯坦福大学进行汉字研究并发表了实验报告，他是利用眼动照相机观察阅读时眼动情况的早期研究者之一。1925 年赵裕仁在国内《新教育》杂志上发表了《中国文字直写横写的研究》，1926 年陈礼江和卡尔在美国《实验心理学杂志》上发表关于横直读的比较研究。同一年，章益在华盛顿州立大学完成《横直排列及新旧标点对于阅读效率之影响》的研究，蔡乐生（Loh Seng，Tsai）在芝加哥大学设计并开展了一系列的汉字心理研究，并于 1928 年与亚伯奈蒂（E. Abernethy）合作发表了《汉字的心理学Ⅰ：字的繁简与学习的难易》一文[1]，其后又分别完成了"字的部首与学习之迁移""横直写速率的比较""长期练习与横直写速率的关系"等多项实验研究。蔡乐生在研究中从笔画多少以及整体性的角度，首次发现和证明了汉字心理学与格式塔心理学的关联性。[2] 1925 年周先庚于入学斯坦福大学之后，在迈尔斯指导下开展了汉字阅读心理的系列研究。他关于汉字横竖排对阅读影响的实验结

① 阎书昌：《中国近现代心理学史（1872—1949）》，上海：上海教育出版社 2015 年版，第 162 页。
② 蔡乐生：《为〈汉字的心理研究〉答周先庚先生》，载《测验》1935 年第 2 卷 2 期。

果，证实了决定汉字横竖排利弊的具体条件。他并没有拘泥于汉字横直读的比较问题上，而是探索汉字位置和阅读方向的关系。周先庚受格式塔心理学的影响，从汉字的组织性视角来审视，一个汉字与其他汉字在横排上的格式塔能否迁移到竖排汉字的格式塔上，以及这种迁移对阅读速度影响大小的问题。他提出汉字分析的三个要素，即位置、方向及持续时间，其中位置是最为重要的要素。① 他在美国《实验心理学杂志》和《心理学评论》上分别发表了四篇实验报告和一篇理论概括性文章。他还热衷于阅读实验仪器的设计与改良，曾发明四门速示器（Quadrant Tachistocope）专门用于研究汉字的识别与阅读。

1920 年前后有十多位心理学家从事汉字心理学的相关研究，其中既有中国留学生在美国导师指导下进行的研究，也有国内学者开展的研究，研究的主题多为汉字的横直读与理解、阅读效率等问题，这与当时新文化运动中革新旧文化和旧习惯思潮有着紧密联系，同时也受到东西方文字碰撞的影响，因为中国旧文字竖写，而西方文字横写，两种文字的混排会造成阅读的困扰。这些心理学家在当时开展汉字的心理学研究的方法涉及速度记录法、眼动记录、速示法、消字法等多种方法，而且还有学者专门为研究汉字研制了实验仪器，利用的中国语言文字材料涉及文言文散文、白话散文、七言诗句等，从而在国际心理学舞台上开创了一个崭新的研究领域，对于改变汉字此前在西方心理学研究之中仅仅被用作西方人不认识的实验材料的局

---

① Chou，S. K.，Reading and legibility of Chinese characters. *Journal of Experimental Psychology*. 1929，12（2）.

面具有重要的意义。① 汉字心理学研究对推动心理学的中国本土化作出了重要贡献，同时也为国内文字改革提供了科学的实验依据，正如蔡乐生所说："我向来研究汉字心理学的动机是在应用心理学实验的技术，求得客观可靠的事实，来解决中国字效率的问题。"②

在中国现代心理学发展历程中一向重视心理测验工作，测验一直与教育有着密切联系，在此基础上，逐渐向其他领域不断扩展。在 20 世纪 20 年代，仅《心理》杂志就刊载智力测验类文章14篇，教育测验类文章11篇，心理测验类文章3篇，职业测验类文章1篇。另外，还介绍其他杂志上测验类文章57篇。这反映了20年代初期国内心理与教育测验发展迅猛。

陈鹤琴与廖世承最早开拓了中国现代心理与教育测验事业，大力倡导、践行这一领域的工作。陈鹤琴在国内较早发表了《心理测验》③《智力测验的用处》④ 等文章。1921 年他与廖世承合著的《智力测验法》是我国第一部心理测验方面著作。该书介绍个人测验与团体测验，其中 23 种直接采用了国外的内容，12 种根据中国学生的特点自行创编。该书被时任南京高师校长

---

① 例如 1920 年赫尔（Clark Leonard Hull）、1923 年郭任远都曾利用汉字做过实验素材。

② 蔡乐生：《为〈汉字的心理研究〉答周先庚先生》，载《测验》1935 年第 2 卷 2 期。

③ 陈鹤琴：《心理测验》，载《教育杂志》1921 年第 13 卷 1 期。

④ 陈鹤琴：《智力测验的用处》，载《心理》1922 年第 1 卷 1 号。

郭秉文赞誉为："将来纸贵一时，无可待言。"① 陈鹤琴还自编各种测验，如"陈氏初小默读测验""陈氏小学默读测验"等。他的默读测验、普通科学测验和国语词汇测验被冠以"陈氏测验法"。② 后又著有《教育测验与统计》（1932）和《测验概要》（与廖世承合著，1925）等。③ 廖世承在团体测验编制上贡献最大，1922 年美国哥伦比亚大学心理学教授、测验专家麦柯尔来华指导编制各种测验，廖世承协助其工作。廖世承编制了"道德意识测验"（1922）、"廖世承团体智力测验"（1923）、"廖世承图形测验"（1923）和"廖世承中学国语常识测验"（1923）等。1925 年他与陈鹤琴合著的《测验概要》出版，该书强调从中国实际出发，"书中所举测验材料，大都专为适应我国儿童的"。④ 该书奠定了我国中小学教育测验的基础，在当时处于领先水平。这一年也被称为"廖氏之团体测验年"，是教育测验上的一大创举。⑤ 1924 年，陆志韦从中国实际出发，主持修订《比纳-西蒙量表》，并公布了《订正比纳-西蒙智力测验说明书》。

---

① 北京市教育科学研究所编：《陈鹤琴全集》（第 5 卷），南京：江苏教育出版社 1991 年版，第 384 页。

② 据《中华教育改进社第三次会务报告》记载，截至 1924 年 6 月，该社编辑出版的 19 种各类学校测验书籍中，陈鹤琴编写的中学、小学默读测验和常识测验书籍有 5 本。

③ 北京市教育科学研究所编：《陈鹤琴全集》（第 5 卷），南京：江苏教育出版社 1991 年版，第 653 页。

④ 北京市教育科学研究所编：《陈鹤琴全集》（第 5 卷），南京：江苏教育出版社 1991 年版，第 653 页。

⑤ 许祖云：《廖世承、陈鹤琴〈测验概要〉：教育测验的一座丰碑》，载《江苏教育》2002 年 19 期。

1936 年，陆志韦与吴天敏合作，再次修订《比纳-西蒙测验说明书》，为智力测验在我国的实践应用和发展起到了推动作用。

1932 年，《测验》杂志创刊，对心理测验与教育测验工作产生了极大地推动作用，在该杂志上发表了许多文章讨论测验对中国教育的价值和功用。在我国心理测验的发展历程中，还有一批教育测验的成果，如周先庚主持的平民教育促进会的教育测验成果。20 世纪 30 年代，对心理与教育测验领域贡献最大的是同在中央大学任职的艾伟和萧孝嵘。艾伟从 1925 年起编制中小学各年级各学科测验、儿童能力测验及智力测验，如"中学文白理解力量表""汉字工作测验"等八种，"小学算术应用题测验""高中平面几何测验"等九种，大、中学英语测验等四种。这些测验的编制，既是中国编制此类测验的开端，也为心理测量的中国化奠定了基础。艾伟还于 1934 年在南京创办试验学校，直接运用测验于教育，以选拔儿童，因材施教。萧孝嵘于 20 世纪 30 年代中期从事各种心理测验的研究。1934 年着手修订"墨跋智力量表"，他还修订了古氏（Goodenough）"画人测验"、普雷塞（Pressey）"XO 测验"、莱氏（Laird）"品质评定"、马士道（Marston）"人格评定"和邬马（Woodworth-Matheus）"个人事实表格"等量表。抗战全面爆发后，中央大学迁往陪都重庆，他订正数种"挑选学徒的方法"，编制几项"军队智慧测验"。萧孝嵘强调个体差异，重视心理测验在教育、实业、管理、军警中的应用。

五、国际参与性：中国现代心理学的影响

我们完全可以说，我国第一代心理学家的研究水平和国外第二代或第三代心理学家的研究水平是处在同一个起跑线上的，他们取得了极高的学术成就，为我国心理学赢得了世界性荣誉。就中国心理学与国外心理学的差距来说，当时的差距远小于今天的差距。当然，今天的差距主要是中国心理学长期的停滞所造成的结果。中国留学生到国外研修心理学，跟随当时西方著名心理学家们学习和研究，他们当中有人在学习期间就取得了很大成就，产生了国际学术影响。例如，陆志韦应用统计和数学方法对艾宾浩斯提出的记忆问题进行了深入的研究，提出许多新颖的见解，修正了艾宾浩斯的"遗忘曲线"。又如，陈立对其老师斯皮尔曼的 G 因素不变说提出了质疑，被美国著名心理测验学家安娜斯塔西在其《差异心理学》一书中加以引用。后来心理学家泰勒在《人类差异心理学》一书中将陈立的研究成果评价为 G 因素发展研究中的转折点。[①] 下面具体介绍三位在国际心理学界产生更大影响的中国心理学家的主要成就。

（一）郭任远掀起国际心理学界的反本能运动

郭任远在美国读书期间，就对欧美传统心理学中的"本能"学说产生怀疑。1920 年在加利福尼亚大学举行的教育心理学研讨会上，他作了题为《取消心理学上的本能说》的报告，次年

---

① 车文博：《学习陈老开拓创新的精神，开展可持续发展心理学的研究》，载《应用心理学》2001 年第 1 期。

同名论文在美国《哲学杂志》上发表。他说："本篇的主旨，就是取消目下流行的本能说，另于客观的和行为的基础上，建立一个新的心理学解释。"① 郭任远尖锐地批评了当时美国心理学权威麦独孤的本能心理学观点，指出其关于人的行为起源于先天遗传而来的本能主张是错误的，认为有机体除受精卵的第一次动作外，别无真正不学而能的反应。该文掀起了震动美国心理学界关于"本能问题"的大论战。麦独孤于1921—1922年撰文对郭任远的批评进行了答辩，并称郭任远是"超华生"的行为主义者。行为主义心理学创始人华生受郭任远这篇论文及其以后无遗传心理学研究成果的影响，毅然放弃了关于"本能的遗传"的见解，逐渐转变成为一个激进的环境决定论者②。郭任远后来说："在1920—1921年的一年间虽然有几篇内容相近的、反对和批评本能的论文发表，但是在反对本能问题上，我就敢说，我是最先和最彻底的一个人。"③

1923年，郭任远因拒绝按照学术委员会的意见修改学位论文而放弃博士学位回国任教④，此后其主张更趋极端，声称不但要否认一切大小本能的存在，就是其他一切关于心理遗传观念和不学而能的观念都要一网打尽，从而建设"一个无遗传的行

① Kuo，Z. Y.，Giving up instincts in psychology. *The Journal of Philosophy*. 1921，18（24）.

② Hothersall，D.，*History of Psychology*（*Fourth Edition*）. New York：McGraw-Hill，2004，p. 482.

③ 郭任远：《心理学与遗传》，上海：商务印书馆1929年版，第237页。

④ 1936年，在导师托尔曼的帮助下，郭任远重新获得博士候选人资格，并获得博士学位。

为科学"。[①] 他明确指出："(1) 我根本反对一切本能的存在，我以为一切行为皆是由学习得来的。我不仅说成人没有本能，即使是动物和婴儿也没有这样的东西。(2) 我的目的全在于建设一个实验的发生心理学。"为了给他的理论寻找证据，郭任远做了一个著名的"猫鼠同笼"的实验。该实验证明，猫捉老鼠并不是从娘胎生下来就具有的"本能"，而是后天学习的结果。后来郭任远又以独创的"郭窗"（Kuo window）方法研究了鸡的胚胎行为的发展，即先在鸡蛋壳开个透明的小窗口，然后进行孵化，在孵化的过程中对小鸡胚胎的活动进行观察。该研究证明了，一般人认为小鸡一出生就有啄食的"本能"是错误的，啄食的动作是在胚胎中学习的结果。这些实验在今天仍被人们奉为经典。郭任远于 1967 年出版的专著《行为发展之动力形成论》[②]，用丰富的事实较完善地阐述了他关于行为发展的理论，一时轰动西方心理学界。

在郭任远逝世 2 周年之际，1972 年美国《比较与生理心理学》杂志刊载了纪念他的专文《郭任远：激进的科学哲学家和革新的实验家》，并以整页刊登他的照片。该文指出："郭任远先生的胚胎研究及其学说，开拓了西方生理学、心理学新领域，尤其是对美国心理学的新的理论研究开了先河，有着不可磨灭的贡献。""他以卓尔不群的姿态和勇于探索的精神为国际学术

---

① Kuo，Z. Y.，A psychology without heredity. *The Psychological Review.* 1924，31（6），pp. 427－448.

② Kuo，Z. Y.，*The dynamics of behavior development：An epigenetic view.* New York：Random House. 1967.

界留下一笔丰厚的精神财富"。① 这是《比较与生理心理学》创刊以来唯一一次刊文专门评介一个人物。郭任远是被选入《实验心理学 100 年》一书中唯一的中国心理学家②,他也是目前唯一一位能载入世界心理学史册的中国心理学家。史密斯(N. W. Smith)在《当代心理学体系——历史、理论、研究与应用》(2001)一书的第十三章中,将郭任远专列一节加以介绍。③

(二)萧孝嵘澄清美国心理学界对格式塔心理学的误解

格式塔心理学是西方现代心理学的一个重要派别,最初产生于德国,其三位创始人是柏林大学的惠特海墨、苛勒和考夫卡。1912 年惠特海墨发表的《似动实验研究》一文是该学派创立的标志。1921 年他发表的《格式塔学说研究》一文是描述该学派的最早蓝图。1922 年考夫卡据此文应邀为美国《心理学公报》撰写了一篇《知觉:格式塔理论引论》④,表明了三位领导人的共同观点,引起美国心理学界众说纷纭。当时美国心理学界对于新兴的格式塔运动还不甚了解,甚至存在一些误解。针对这种情况,正在美国读书的中国学生萧孝嵘,于 1927 年在哥伦比亚大学获得硕士学位后即前往德国柏林大学,专门研究格

① Gottlieb. G., Zing-Yang Kuo: Radical Scientific Philosopher and Innovative Experimentalist (1898—1970). *Journal of Comparative and Physiological Psychology*. 1972,8 (1).

② 马前锋:《中国行为主义心理学家郭任远——"超华生"行为主义者》,载《大众心理学》2006 年第 1 期。

③ Smith, N. W. 著,郭本禹等译:《当代心理学体系》,西安:陕西师范大学出版社 2005 年版,第 332—336 页。

④ Koffka, K., Perception: An introduction to Gestalt-theorie. *Psychological Bulletin*. 1922,19.

式塔心理学。他于次年在美国发表了两篇关于格式塔心理学的论文《格式塔心理学的鸟瞰观》①和《从1926年至1927年格式塔心理学的某些贡献》②，比较系统明晰地阐述了格式塔心理学的主要观点和最新进展。这两篇文章在很大程度上澄清了美国心理学界对格式塔心理学的错误认识，受到著名的《实验心理学史》作者、哈佛大学心理学系主任波林的好评。同一年他将其中的《格式塔心理学的鸟瞰观》稍作增减后在国内发表。③此文引起在我国最早译介格式塔心理学的高觉敷的关注，他建议萧孝嵘撰写一部格式塔心理学专著，以作系统深入的介绍。萧孝嵘于1931年在柏林写就《格式塔心理学原理》，他在此书"缘起"中指出："往岁上海商务印书馆高觉敷先生曾嘱余著一专书……此书之成，实由于高君之建议。""该书专论格式塔心理学之原理。这些原理系散见于各种著作中，而在德国亦尚未有系统的介绍。"④这本著作是我国心理学家在1949年之前出版的唯一一本有关格式塔心理学原理的著作，在心理学界产生了很大的影响。当时在美国有关格式塔心理学原理的著作，仅有苛勒以英文撰写的《格式塔心理学》（*Gestalt Psychology*）于

---

① Hsiao，H. H. ，A suggestive review of Gestalt psychology. *Psychological Review*. 1928，35（4）.

② Hsiao，H. H. ，Some contributions of Gestalt psychology from 1926 to 1927. *Psychological Bulletin*. 1928，25（10）.

③ 萧孝嵘：《格式塔心理学的鸟瞰观》，载《教育杂志》1928年第20卷9号。

④ 萧孝嵘：《格式塔心理学原理》，上海：国立编译馆1934年版，"缘起"第1页。

1929 年出版，而考夫卡以英文写作的《格式塔心理学原理》（*Principles of Gestalt Psychology*）则迟至 1935 年才问世。

（三）戴秉衡继承精神分析社会文化学派的思想

戴秉衡（Bingham Dai）于 1929 年赴芝加哥大学学习社会学，1932 年完成硕士学位论文《说方言》。他在分析过若干说方言者的"生命史"与"文化模式"之后，提出一套"社会心理学"的解释："个体为社会不可分割之部分，而人格是文化影响的产物。"[①] 同年，戴秉衡在攻读芝加哥大学社会学博士学位时，结识并接受精神分析社会文化学派代表人物沙利文的精神分析，沙利文还安排他由该学派的另一代表人物霍妮督导。沙利文和霍妮都反对弗洛伊德的正统精神分析，提出了精神分析的社会文化观点，像他的导师们一样，戴秉衡不仅仅根据内心紧张看待人格问题，而是从社会文化背景理解人格问题。[②] 1936 年至 1939 年，戴秉衡在莱曼（Richard S. Lyman）任科主任的私立北平协和医学院（北京协和医学院的前身）神经精神科从事门诊、培训和研究工作。拉斯威尔在 1939 年的文章指出，受过社会学和精神分析训练的戴秉衡在协和医学院的工作为分析"神经与精神症人格"，借以发现"特定文化模式整合入人格结构中

---

① 转引自王文基：《"当下为人之大任"——戴秉衡的俗人精神分析》，载《新史学》2006 年第 17 卷第 1 期。

② Blowers, G., Bingham Dai, Adolf Storfer, and the tentative beginnings of psychoanalytic culture in China, 1935－1941. *Psychoanalysis And History*. 2004, 6 (1).

之深度"。①

1939 年，戴秉衡返回美国，先后在费斯克大学、杜克大学任教。此后，他以在北平协和医学院工作期间收集到的资料继续沿着沙利文的思想进行研究，发表了多篇论文，成为美国代表沙利文学说的权威之一。他在《中国文化中的人格问题》② 一文中分析了中国患者必须面对经济与工作、家庭、学业、社会、婚外情等社会问题。他在《战时分裂的忠诚：一例通敌研究》③ 一文提出疾病来自于社会现实与自我的冲突，适应是双向而非单向的过程，也提出选择使用"原初群体环境"概念取代弗洛伊德的"俄狄浦斯情结"。他重点关注文化模式与人格结构之间的互相作用，并不重视弗洛伊德主张童年经验对个体以后心理性欲发展影响的观点，他更加关注的是"当下"。他也不赞同弗洛伊德的潜意识和驱力理论，始终从意识、社会意识、集体意识出发，思考精神疾病的起因及中国人格结构的生成。他还创立了自己独特的分析方法，被称为"戴分析"（Daianalysis）。据曾在杜克大学研修过的我国台湾叶英堃教授回忆："在门诊部进修时，笔者被安排接受 Bingham Dai 教授的'了解自己'的分析会谈……Dai（戴）教授是中国人，系中国大陆北京协和医院

---

① 转引自王文基：《"当下为人之大任"——戴秉衡的俗人精神分析》，载《新史学》2006 年第 17 卷第 1 期。

② Dai，B.，Personality problems in Chinese culture. *American Sociological Review*. 1941，6（5）.

③ Dai，B.，Divided loyalty in war：A study of cooperation with the enemy. *Psychiatry：Journal of the Biology and Pathology of Interpersonal Relationships*. 1944，7（4）.

的心理学教授⋯⋯为当时在美国南部为数还少的 Sullivan 学说权威学者之一。"①

六、名著丛编：中国现代心理学的掠影

我国诸多学术史研究都存在"远亲近疏"现象。就我国的心理学史研究来说，对中国古代心理学史和外国心理学史研究较多，而对中国近现代心理学史研究较少。中国近现代心理学史研究一直相对粗略，连心理学专业人士对我国第一代心理学家的生平和成就的了解都是一鳞半爪，知之甚少。新中国成立后，由于长期受到左倾思想的影响，心理学不受重视乃至遭到批判甚至被取消，致使大多数主要学术活动在民国期间进行的中国第一代心理学家受到错误批判，一部分新中国成立前夕移居台湾和香港地区或国外的心理学家的研究与思想，在过去较长一段时期内，更是人们不敢提及的研究禁区。这不能不说是我国心理学界的一大缺憾！民国时期的学术是中国现代学术史上成就极大的时期，当时的中国几乎成为世界学术的缩影。就我国心理学研究水平而言，更是如此。中国现代心理学作为现代学科体系中重要的组成部分，正是在民国期间确立的，它是我国当代心理学发展的思想源头，我们不能忘记这一时期中国心理学的学术成就，不能忘记中国第一代心理学家的历史贡献。

---

① 王浩威：《1945 年以后精神分析在台湾的发展》，载施琪嘉、沃尔夫冈·森福主编：《中国心理治疗对话·第 2 辑·精神分析在中国》，杭州：杭州出版社 2009 版，第 76 页。

我国民国时期出版了一批高水平、有影响力的心理学著作①，它们作为心理学知识的载体对继承学科知识、传播学科思想、建构中国人的心理学文化起到了重要作用。但遗憾的是，民国期间的心理学著作大多数都被束之高阁，早已被人们所忘却。我们编辑出版的这套"二十世纪中国心理学名著丛编"，作为民国时期出版的心理学著作的一个缩影或窗口，借此重新审视和总结我国这一时期心理学的学术成就，以推进我国当前心理学事业的繁荣和发展。"鉴前世之兴衰，考当今之得失"，这正是我们编辑出版这套"丛编"的根本出发点。

这套"丛编"的选编原则是：第一，选编学界有定评、学术上自成体系的心理学名作；第二，选编各心理学分支领域的奠基之作或扛鼎之作；第三，选编各心理学家的成名作品或最具代表之作；第四，选编兼顾反映心理学各分支领域进展的精品力作；第五，选编兼顾不同时期（1918—1949）出版的心理学优秀范本。

郭本禹、阎书昌

2017 年 7 月 18 日

---

① 北京图书馆依据北京图书馆、上海图书馆和重庆图书馆馆藏的民国时期出版的中文图书所编的《民国时期总书目》（1911—1949），基本上反映了这段时期中文图书的出版面貌，是当前研究民国时期图书出版较权威的工具书。它是按学科门类以分册形式出版的，根据对其各分册所收录的心理学图书进行统计，民国时期出版的中文心理学图书共计 560 种，原创类图书约占 66%，翻译类图书约占 34%。参见何娆、胡清芬：《出版视阈中的民国时期中国心理学发展史考察——基于民国时期心理学图书的计量分析》，载《心理学探新》2014 年第 2 期。

特邀编辑前言

一、丁瓒学术生平

丁瓒，字慰慈，曾用名丁达四，1910年6月25日出生于江苏省通州（今南通市）。丁瓒先生是我国著名心理学家，是我国开展医学心理学研究和普及宣传的倡导者和开创者之一。作为中国科学院主要负责人之一，丁瓒先生为中国科学院的建立做出了独特贡献。丁瓒先生强调要以辩证唯物主义作为心理学的指导思想，强调心理学要为社会主义建设服务，他为我国心理学的发展做出了宝贵的贡献。

1931年，丁瓒考取南京国立中央大学心理学专业，接受了四年的心理实验室严格的训练。在1936年毕业后，丁瓒即到北平私立协和医学院脑系科做研究生，后留校任助教，研究和讲授医学心理学。在北平私立协和医学院任职期间，丁瓒在北平市立第一卫生事务所、北平私立育英中学和北平仁立地毯工厂等处创办心理卫生咨询门诊，强调心理因素在健康和疾病中的作用，正式开始了心理卫生的门诊工作。

抗日战争全面爆发后，1940年，满腔爱国热血的丁瓒主动离开了生活舒适、工作安定的北平私立协和医学院，毅然至长沙投身于由生理学家、军医中将林可胜先生领导的中国红十字会救护总队，为救护抗日伤病员辛勤工作，体现出可贵的爱国主义精神。1942年，丁瓒来到重庆，担任中央卫生实验院技师兼心理卫生室主任，同时兼任战时几座内迁大学的心理系副教授。这一时期，丁瓒经常到各地组织和主讲心理卫生方面的讲演，其内容具有科学性并有进步意义，深受群众欢迎。如介绍精神病的治疗和预防，强调精神病是不合理的社会制度的产物，主张要开展儿童期性教育，这些观点在当时是极其超前的论点。

　　1945年3月，重庆印书馆出版了丁瓒著的《心理卫生论丛》，收入了他写的论文和讲演共13篇，论述心理卫生的诸方面问题。抗日战争胜利后，丁瓒回到了南京，继续在中央卫生实验院工作，并在该院设立心理卫生门诊部，由他亲自指导工作。这一时期，丁瓒编写了《青年心理修养》一书，并于1946年1月在南京出版。

　　1947年，借助于世界卫生组织奖学金，丁瓒被选送至美国芝加哥大学心理系作访问学者及短期进修，并到纽约、华盛顿、伦敦、巴黎、日内瓦和哥本哈根等地参观访问，还于1948年8月在英国伦敦参加国际心理卫生大会。在此期间，丁瓒在美国芝加哥、法国巴黎等地筹组了中国科协分会，团结组织了不少中国留学生中的科学工作者，其中不少人在新中国成立后，响应号召回国参加祖国建设。1948年10月，丁瓒经由香港回到内地，并于1949年2月进入北平，迎接新中国的诞生。

中华人民共和国成立后，丁瓒担任中苏友好协会副秘书长、对外联络部长、世界科协中国理事、中国人民保卫世界和平大会副秘书长等职。1949年8月，中共中央派恽子强和丁瓒筹建中国科学院，并协助郭沫若院长和各副院长开展大量组织工作，包括丁瓒与钱三强等拟定了中科院组织大纲、组织接收北平研究院等，对原中国研究院所属各研究所进行调整合并，还由丁瓒主持草拟了中科院各项规章制度等。11月，中国科学院正式建立，丁瓒任党组副书记，行政职务为办公厅副主任。在中科院工作期间，丁瓒历任中科院党组副书记、办公厅副主任、计划局副局长、心理研究所副所长、中华全国自然科学专门学会联合会副秘书长、中国心理学会秘书长、《心理科学通讯》主编等职。当时正是祖国革命和建设事业方兴未艾、万端待举之际，丁瓒在为国争光、为民族争光思想的驱使下，克服重重困难，在建立科学院之初为我国科学事业做出了贡献。

1953年，丁瓒到中国科学院心理研究室任研究员兼副主任，1956年心理研究室扩建成所，他兼任副所长、所学术委员会委员、《心理科学通讯》主编。由于工作过劳，丁瓒于1956年过早地患上动脉硬化性高血压症（当时才46岁）。1958年，丁瓒恢复半天工作，病中仍继续从事学术研究。到1964年时，丁瓒还抱病坚持《心理科学通讯》的创办工作。1968年5月15日，丁瓒在北京去世，时年58岁。

二、学术成就与地位

（一）

丁瓒编写的《青年心理修养》一书，于 1946 年 1 月在南京出版。《青年心理修养》是丁瓒在两年间所作的有关青年心理修养方面的讲稿和论文，引用了他在国内心理卫生门诊时所见到的个案资料，便于青年读者理解和解决心理问题。该书是我国最早专门论述关于青年心理问题的著述，书后还附有他选译的有关弗洛伊德（S. Freud）学说重要发展及述评的论文，这类译文当时在我国学术界介绍得还不多。

丁瓒在该书中谈论了十七个与青年心理问题有关的话题，包括：（1）谈心理修养；（2）"了解你自己"；（3）"人间关系"的心理病态；（4）"人间关系"适应的基础；（5）弥散了的仇恨心；（6）被"魔鬼"缠扰的女子；（7）合理社会帮助心理卫生；（8）现实的生活方式；（9）青年期与神经衰弱；（10）"风流"与神经衰弱；（11）当前的青年心理问题；（12）略论思想与情绪态度的统一；（13）略论儿童行为指导工作；（14）儿童行为问题调查；（15）论成见；（16）救救心理苦难的人们；（17）人们怎样会得精神病的。另外，在附录部分还提供了四篇关于弗洛伊德学说的译述，包括"弗洛伊德对于社会学的贡献""弗洛伊德对于社会工作的理论与实施的贡献""弗洛伊德对于西方思想文化的影响"与"弗洛伊德理论的限度"。

丁瓒在自序中说，"在这个小册子里搜集了近两年来我所作有关青年心理修养方面的讲稿和通俗性的论文。谈到心理修养是无法离开一个国家的社会环境和文化传统来讨论的。现在书肆里虽然有不少关于心理修养的书籍，但多半是移译外籍的。这显然不能满足我国青年们热望得着心理方面的科学指导的需要。所以我在这些讲稿和论文里尽量引用我在国内心理门诊方面所见到的个案资料来作为讨论的根据，这样可以使青年读者们能了解现代我国青年们究竟存在些什么心理问题和应该怎样的来解决这些心理问题"。[①] 丁瓒还提到，关于科学地了解人类的心理生活，弗洛伊德的心理分析学是一个最重要的工具，可以说现在没有一种心理学的深奥的研究是可以不触及弗洛伊德的概念和学说的。关于弗洛伊德的典型的著作，国内已有译本，但是弗洛伊德学说最重要的发展还是近十年来的事，关于这方面目前我国学术界尚少介绍，所以丁瓒还译了几篇检讨弗洛伊德学说的权威论文以作附录，希望能由心理修养的实践中引起学生研究的兴趣。[②]

谈及青年的心理修养，丁瓒认为，心理修养无非是指人们对于社会环境健全的心理适应而已，在这个适应的过程之中，很显然的是有两个方面的，一是社会环境，一是个人的心智能力。在社会环境方面，最具体的来规范我们心智能力的表现的，是社会文化所提示的价值标准。在一个健全的社会文化生活之中，文化的迫力不仅维护了社会的存在，并且也助长了生活在那个文化中的个人心理的健全发展。个人依从那个文化所提示

① 丁瓒：《青年心理修养》，丙寅医学出版社 1946 年版，序言。

② 丁瓒：《青年心理修养》，丙寅医学出版社 1946 年版，序言。

的价值标准，使自己一切心理能力的表现不违反那个标准，要是片面地过分地强调社会文化所提示的价值标准，这不过是表现了维护现存文化的苦心，但是这是说不上心理修养的，因为它忽略了个人心智能力的适应。所以，科学地来讨论心理修养问题时先得分析现在社会文化所提示的价值标准是否是健全的，让它来规范人们的行为是否是合理的进步的。因此，从心理卫生的立场来谈心理修养，我们觉得培养人们的应变的能力和独立适应的能力是很重要的，这些能力都有赖于我们个人心智能力的健全的，这也就是个人心理适应的另一个重要的方面。[1]

"认识你自己"是一句古老的格言，说明在人们的修养之中，了解自己很早便被人们所注意了。丁瓒认为，在现代心理卫生科学之中，为了预防心智的失常和保持心理的健康，我们也是认为了解自己是一个非常重要的原则，因为在最严重的心智失常的人们所表现的言行之中，最显著的现象就是他们不能有意识地控制他们的言行，同时也不能有清晰的意识来了解他们的言行是已经离常了的并且是为社会环境所不能接受了的，所以不能了解自己到了极度的时候便是严重的精神病状态了。这可见了解自己在健全的心理生活中是何等的重要了。了解自己，最重要的是在于了解自己的情绪态度，不只是知道自己有某种情绪态度的存在，并且要了解这种情绪态度的来源及其结果。[2] 丁瓒指出："要了解我们自己现在的心理生活，还得客观地分析我们过去的生活经验，了解那些养成我们不健全的心理

---

① 丁瓒：《青年心理修养》，丙寅医学出版社 1946 年版，第 7—9 页。

② 丁瓒：《青年心理修养》，丙寅医学出版社 1946 年版，第 10、11 页。

倾向的因子，让我们从那些不健全的因子的影响中解放出来然后才能有意识地控制我们的言行。"①

　　丁瓚认为，人类的心理适应，最主要的就是对于"人间关系（Human Relation）"的适应，所以人类的心理病态，主要是由于这人间关系的失调而来。②并指出，这个新兴的概念不仅是医学研究上的新发展，也是社会科学家们所应该注意的现实问题。③丁瓚还指出，在现在的社会中，我们不能免掉憎恶与仇恨的感情，心理卫生并不是教人们成为乡愿式的软体动物，不过我们要辨别主观的习惯反应和客观的合理反应的不同，我们应该把我们的憎恶与仇恨，集中到客观上应该憎恶和应该仇恨的对象上去，而不让自己的病态习惯使憎恶与仇恨的情绪普遍化起来，这一点是非常重要的。"作为一个近代的中国青年，担负本来是够重的，奋斗是艰苦的，有因袭几千年的黑暗，也有现实的不合理，但是结束这些现象不是'牢骚''抑郁'所能济事的，更不是'孤独的'悲愤所能解决的。我们还得先克服自己心理上不健全的倾向，特别是作为一切组织力量和团结的理论的先决条件的人间关系适应上面所发生的病态倾向，先加以扬弃，那么才能使我们成为改革社会的生力军，而不致被各个击破，沉到黑暗的深渊里。"④

　　针对社会上经常将"现实"与"理想"对立起来的现象，

　　①　丁瓚：《青年心理修养》，丙寅医学出版社 1946 年版，第 17 页。
　　②　丁瓚：《青年心理修养》，丙寅医学出版社 1946 年版，第 18 页。
　　③　丁瓚：《青年心理修养》，丙寅医学出版社 1946 年版，第 28 页。
　　④　丁瓚：《青年心理修养》，丙寅医学出版社 1946 年版，第 40、41 页。

丁瓒从心理卫生的角度进行了分析。丁瓒认为，只有在不正常的社会现实生活中，人们才觉得他们的所谓理想只是遥远的可望而不可即的天堂；要是在健全的合理的社会之中，现实和理想是协调的统一的，理想可以成为推动现实更进步的动力，并且人们是可以一步一步把他们的理想实现的。丁瓒进一步分析说，从心理卫生立场来说，"面对现实"，"现实地应付生活上的困难"，是保持心理健康的重要原则之一。他说，我们强调现实的解决生活上的问题，决不是鼓励一个人放弃他的生活理想而庸俗地随波逐浪地生活下去，正如心理卫生上所谓的健全适应并不是鼓励人们乡愿式的被动的敷衍环境一样。我们所以强调现实的生活方式，正因为我们对于理想有高度的热忱与信心，所以我们自始就认为理想是人间的，并不是天上的；理想是可以实现的，并不是妄想的。"尽管是如何的丑恶，理想距离我们是如何的遥远，但是我们还得面对现实，脚踏实地地现实地改革它，克服它所给予我们的困难与阻碍。"①

丁瓒特别谈到了青年期个体的心理发展与神经衰弱问题。他认为，青年期虽然是人生发展的一个阶段，并且是一直在继续着发展的一个阶段，但是无论从生理和心理方面来说，青年期是有它的特征的，这些特征所带来的影响，在心理方面说，是迫着青年们作再适应（Re-adjustment）的努力。在这再适应的过程中，也就是我们情绪上最容易发生问题的时候了。青年期的心理适应问题是特别重要的，处理偶有失当，往往搅起情

① 丁瓒：《青年心理修养》，丙寅医学出版社1946年版，第75、76页。

绪上的纷扰，这些也便往往成了发展为神经衰弱的原因。他进一步分析说，特别是在战时，为了克敌制胜，每个人的生活，不能因袭平时的生活方式，因为生活方式的剧变而招致情绪上的不安定也是不能避免的，这便是目前在青年群中流行着神经衰弱症的客观原因了。[①] 青年期的心理问题如果不加以合理的处理，再加上社会病态因子的冲击，往往从根本上摧毁了青年期心理上的协调与统一。"所以我们觉得青年期对自己心理状态的科学了解是重要的，它不仅使我们多点自知之明而能更合理地处理情绪上的问题，而免掉神经衰弱一类的病态，并且能帮助我们生活得更快乐而且工作得更有效率。"[②]

　　针对战后一段时间青年们出现的一些心理不适应问题，丁瓒认为需要培养他们的应变能力，可从以下健全心理的条件入手："一、对于世变的领悟能力，先从基本上要认识不同的想法，不同的计划，不同方法，是促进世界进步的动力，所以我们把一切的变局视为必然的，当然的。平日要有宽容差异的意见的雅量，有欣赏差异的意见的能力，必要时还得有接受差异意见的真诚，冷静地智慧地考虑最近的未来世变的轮廓，时时作应变行为的心理准备。二、客观地适当地并且是坚定地自我估量，未来社会分工的愈加精密和复杂是无疑的，使自己成为一个万能博士是空想的，自己所能胜任的工作是在整个社会机能上看也许是非常渺小而微弱的，但是在整个社会机能的运用与推进方面却是不可缺少的，所以自卑感是不必要的，狂妄的

---

① 丁瓒：《青年心理修养》，丙寅医学出版社 1946 年版，第 84、85 页。
② 丁瓒：《青年心理修养》，丙寅医学出版社 1946 年版，第 91 页。

优越感和所谓盲目的权力意志是应该加以克服的。三、面对现实的生活态度，我们先要有为自己能力所能达到的生活目标，并且能作达到这个目标的持久努力，使自己的能力尽可能的作多方面的发展，养成多方面的兴趣，能接受团体的基本要求而没有太大的困难，在团体生活里还能多少保持自己的个性使自己作独立的判断的能力不致受到侵害，并且有时时接受生活上的打击的心理准备。四、稳定的情绪生活，了解自己行为的情绪上的动机，没有情绪上的团结，有适当的社交能力与社交智慧足以建立友谊的爱的信赖的人间关系，在社会上不容易感到自己的情感受损，必要时能撤消心理上的防御工事使自己的行为能表现自发性，有充分表现自己的情绪能力，必要时能有某种程度的控制情绪的能力。"[1] 丁瓒认为，具备了这些最低限度的健全的心理条件，青年们便可以对未来的变局作顺利的再适应。

丁瓒也十分关注儿童行为问题，重视对儿童行为的指导工作。对于儿童行为问题的起因，他认为，儿童以自然的生物而出生，但他不能一刻逗留在自然的存在物的阶段上，他必得由生物的机体转化为社会的个体，他必得面对着这个社会化的问题。在这时一面存在着社会的文化环境，一面是他自己所具有备的心智能力，他必得在文化要求的范围之内来表现他的愿望和行动，要是这客观环境和主观能力的任一方面发生了缺陷和病象时，他就不能正常的反应，他便被视为异常，于是也便发

---

　　① 丁瓒：《青年心理修养》，丙寅医学出版社 1946 年版，第 107、108 页。

生所谓儿童行为问题。因此，在作为寻求文化要求与儿童行为的协调统一的儿童行为指导工作之中，片面的注意儿童个体行为的观察，显然还是不够的，我们还得仔细分析当前社会文化的内容，是不是还存在着限制或阻碍儿童发展的病态因子，所以社会的文化均衡和个体的健全适应，在儿童行为的正常发展中是不可或缺的条件。①

丁瓒认为儿童行为指导工作非常重要，其主要目标在于帮助儿童作健全的生活适应。当人们在作任何一种反应时，往往是运用了整个身体和心理的能力的，神经系统、肌肉系统、感觉系统和情绪等在人们反应环境的刺激时，往往是密切的联系着而不可分割的，所以要希望儿童们作健全的生活适应，就不只是使他们具有强健的体格，并且还要使他们能正常发展他们的心智能力。"近代'健康'一名词的含义，往往统指心身两方面的健全而言，这也就是近来从事儿童保健工作的人们，逐渐的把他们的目光注视到儿童行为指导工作的原因了。"② 丁瓒认为，要使儿童能更有效更成功地作生活的适应，那只有发展他们自动应变的能力。要培养儿童们的这种能力，"我们得使他们逐渐认识'变'是一切发展的常则，对于'变'我们不仅不感到惊惶与反感，并且视为社会演进的动力，要使他们能宽容或是接受差异的意见，经历多样的经验而获得多方面的发展，能有不易受创而稳定的情绪生活，多作独立的判断而尽可能地减

①　丁瓒：《青年心理修养》，丙寅医学出版社 1946 年版，第 119 页。
②　丁瓒：《青年心理修养》，丙寅医学出版社 1946 年版，第 115 页。

少成人的督导"。① 这不仅是适合心理发展的需要，并且也是依循了社会发展的法则。

丁瓒还选译了有关弗洛伊德学说重要发展的论文，包括对弗洛伊德学说的介绍和评价等。如介绍了弗洛伊德心理学对于社会学主要的贡献，即在于它供给社会学若干概念的工具和学说以分析和解释社会事实，其次影响便是介绍社会学研究工作以若干新的技术。

丁瓒认为，弗洛伊德的观念与方法渗入社会学是渐进的零星的，他的著作有些也比较更容易被接受，并且散布弗洛伊德学说的方法也有不同，弗洛伊德和他的门徒们自己往往涉及一些原来是属于社会学范围以内的问题，而应用弗洛伊德一部分学说的精神病学家们也是很久便间接地影响了社会学，特别是在他们论及家庭、行为过失、犯罪、宗教、群众行为和领袖能力等问题时。自然，在社会学家们自己阅读了心理分析的文献以后，也想在解释他们的资料时应用若干这些新的概念，且越来越多的社会学家们自己直接受心理分析训练，并把那方面的知识应用在他们的研究和学说之中。② 弗洛伊德的工作把他从疾病者的研究引导到人类行为的了解，而这种了解是可以普遍应用的，也就是因为他的工作的这种扩展，使他卓越的成就走出了"实验室"，使一切在人类行为任何范围内工作着的人们，只要他们愿意阅读并学习，都能得到他的嘉惠。并且，学习、研究了弗洛伊德的著作或是接受了心理分析训练的社会工作者们，

---

① 丁瓒：《青年心理修养》，丙寅医学出版社 1946 年版，第 118 页。
② 丁瓒：《青年心理修养》，丙寅医学出版社 1946 年版，第 147 页。

他们的专业知识和机能也得到了进一步的发展，如更加了解自己、获得更多宝贵的实际工作经验等等。①

丁瓒也指出，尽管弗洛伊德学说对社会学、对社会学工作者等有着不小的贡献，但它也存在缺点：（1）"孤立的个人（The Isolated Individual）"，即认为"婴儿的发展是经过几个阶段的，而主要的方向则决定于遗传并且比较是离开环境而独自作用着的"；（2）"恋母弑父的情意综（The Male Oedipus Complex）"，即认为"一个人在以后的生活方面所发生的被压抑的情感创伤是和他童年的情绪经验密切联系着的"；（3）"人的动物本性（The Animal Nature of Man）"，认为"儿童的闯入社会如同他闯入自然状态中一样"，"他的发展只是'自然'的发展而已"，他的反应"在下意识中保持了它的纯粹的生物特质"。② 这些译述对于当时人们了解弗洛伊德学说、了解国外的研究动态有着重要的推介作用。

（二）

丁瓒多次撰文介绍巴甫洛夫学说的重要发展和意义，批判资产阶级唯心主义心理学说，强调要以辩证唯物主义作为心理学的指导思想。

1952 年，丁瓒写《学习战斗的巴甫洛夫学说》一文。丁瓒认为，巴甫洛夫的高级神经活动学说，"是在生理学、心理学上

---

① 丁瓒：《青年心理修养》，丙寅医学出版社 1946 年版，第 163、164 页。

② 丁瓒：《青年心理修养》，丙寅医学出版社 1946 年版，第 178—190 页。

廓清了资产阶级学术思想中机械论和生机论等的唯心谬论,使生理学、心理学在理论与实践方面都提到了更高的水平,因而把医学科学从十九世纪以来就统治着病源学、医疗学的微耳和狭隘的学说中解放出来","这就使现代医学有了更足以反映真理的理论而获得了全新的面貌并能更有力地与损害人类健康的疾病斗争","这些苏维埃科学的优越的成就就是再一次地说明了近代自然科学只有遵循辩证唯物主义思想的指引才可能得着更迅速更前进的发展"。①

　　丁瓒还撰文指出,"巴甫洛夫学说的学习,已经开始在改变着我国有关科学工作者们在科学工作中的学术指导思想"。"我国的科学工作者已经开始体会到马克思列宁主义的普遍真理是如何在巴甫洛夫的科学工作中得到了具体的证实;认识到巴甫洛夫是如何贯彻了辩证唯物主义的观点和方法,因而克服了旧生理学孤立片面的分析主义的方法所制造的困难,为生理学的科学工作开辟了广阔的前途;认识到巴甫洛夫在科学工作中是没有一刻忘怀人民需要的,他一直注意到把医学放到生理学的实验基础上来,使医师们更好地掌握生理机能的科学规律,从而有效地保卫人民的健康"。"这些思想上的变迁已经开始帮助了我国有关科学工作者们在自己的研究工作上明确工作目的,改进工作的方法,订立工作的计划;帮助他们修订教学工作的内容,鼓舞他们学习和采用苏联的教材;帮助他们改进医疗工作的制度和质量;激发他们推行睡眠疗法、组织疗法、无痛分

---

① 丁瓒:学习战斗的巴甫洛夫学说,《科学通报》,1952年第5期,第284—286页。

娩法和医疗保护制度等苏联先进技术的热情"。"这些学习效果还只是刚刚开始表现，但是，这些效果已经有了可能使我国有关科学工作者们来改进科学研究和教学工作，来改进保卫人民健康的医疗工作，来顺利完成国家社会主义建设中交给我国科学工作者的光荣任务"。①

在批判资产阶级唯心主义系列学说时，丁瓒指出，唯心主义正是利用人类认识作用中的困难性复杂性和矛盾性来散布其僧侣主义信仰主义的谬说的，所以在反动阶级统治的社会中，心理学一直为唯心主义所盘踞，其后果是心理科学的发展遭受了阻滞，同时，心理学也被唯心主义滥用来作为攻击唯物主义的伪科学武器之一；心理学在英美资本主义国家始终没有能建立起严密的科学理论体系，反而成为各种唯心主义及其变种的温床，原因也正是如此；所以批判唯心主义心理学说不仅有助于和反动哲学派别进行思想斗争，同时也将为科学的唯物主义心理学的建立准备理论条件。

丁瓒还指出，"下列唯心主义心理学派曾在中国心理学界留下过较大影响而其反动本质的危害性也是比较严重的，所以将作为批判工作的主要对象：1. 构造主义（主要是冯特和铁钦纳的心理学说）；2. 机能主义（包括詹姆斯、杜威的心理学说）；3. 行为主义（包括所谓新巴甫洛夫学派）；4. 弗洛伊德学派（包括所谓新弗洛伊德学派）；5. 格式塔学派（包括拓朴心理学

---

① 丁瓒：巴甫洛夫学说在中国的传播，《科学大众》（中学版），1954年第10期，第368—369页。

派）；（6）语义学派（包括因子分析心理学派）"。① 丁瓒认为，巴甫洛夫在其一生科学工作中一直是在与唯心主义作不调和的斗争的，所以在其科学著作中对行为主义和格式塔主义都进行过极其尖锐的批判，苏联心理学界对上述反动学说也都进行过比较严格的批判，我们目前的任务是深刻钻研马克思列宁主义以吸取思想力量，同时还得积累和总结唯物主义心理学的研究成果，才能对上述反动心理学派的荒谬本质进行系统的彻底的揭露。②

（三）

丁瓒一贯对心理学领域中的医学心理学极为重视，主张心理学必须联系实际，为社会主义的医疗保健事业服务。在丁瓒的倡导下，50 年代末、60 年代上半期，在北京首先进行了"神经衰弱快速综合疗法"。这种疗法以心理治疗为主，综合了医学治疗、体育锻炼、专题讲座和小组讨论等形式，以巴甫洛夫学说来解释神经衰弱的病因，以解释、鼓励、要求和支持性方式对病人进行治疗。

1958 年，中国科学院心理研究所医学心理组与北京医学院精神病学教研组、北京大学卫生所及北京大学哲学系心理专业协作，对北京大学全校同学进行了神经衰弱症的普查，最终选择了病情较严重的 80 人，于 8 月份的暑假期间进行了为期四周

---

① 丁瓒：资产阶级唯心主义心理学说的批判，《自然辩证法通讯》，1956 年，第 90－91 页。

② 丁瓒：资产阶级唯心主义心理学说的批判，《自然辩证法通讯》，1956 年，第 90－91 页。

的快速综合治疗。治疗的措施包括：心理治疗，药物治疗（奴弗卡因与胰岛素注射）及理疗（梅花针、电刺激与电睡眠），劳动，体育锻炼（包括太极拳），生理制度合理安排等，按病人的病情采取了各种不同的综合措施。病人集中居住在一个宿舍，每日上午9点以前、中午11点半至2点半、晚上7点以后进行各种治疗。病人不脱离原来的生活、学习和工作环境，大多数病人参加暑假科学研究工作，也就是说治疗是在原来环境和积极工作的条件下进行的。治疗结果：100％好转，其中治愈及显著好转占81.2％，这样的疗效是前所未有的。这次在北京大学学生中进行的神经衰弱治疗的经验，推翻了神经衰弱传统的治疗方法，它说明了：（1）神经衰弱不再是一个疗效很低的顽固慢性疾患，它不需要耗费很长的时间才能治好，患了神经衰弱后，不一定要停止工作，或改变原来生活、学习、工作的环境，亦不需要易地治疗。（2）紧张的劳动（工作）或睡眠较少不是致病的主要因素，在治疗过程中也不是妨碍疾病好转的主要因素，与此相反，有时紧张的体力劳动却是促使疾病好转的因素。大脑皮层或整个机体的休息可以在积极活动（多样化的劳动）中获得。（3）单纯的药物治疗不一定能保持疗效，但是贯彻心理治疗原则的综合治疗不仅能在短期内得到最大的疗效，并且疗效巩固。（4）在神经衰弱中使疾病痊愈的一个主要因素乃是病人对外界事物的态度，由于综合治疗的效果，起了根本的变化，即纠正了对疾病和自身不正确态度后，消除了消极性的情绪体验，发挥了主观能动性，建立了一系列的有益的劳动生活措施。这种态度变化也反映了大脑皮层神经过程从病理状态中趋向好转，因而也伴随着症状的减轻和消失。① 由于疗效显著，很快在全国各地推广。后来这种"综合疗法"又推广到治疗其它慢性病如高血压、胃溃疡和精神分裂症中去，把我国医学心理学推向了一个新的阶段。"快速综合疗法"可说是一项有创造性和实践意义的工作。

（四）

1981年，《心理学报》编辑部特撰文悼念丁瓒。文中首先肯定了丁瓒在中国心理学事业发展进程中的重要地位："丁瓒同志是中国共产党党员，我国著名的心理学家，建国初期，是中国科学院主要负责人之一，他为中国科学院的建立作出了积极贡献"。简介了丁瓒同志的生平和主要学术历程："丁瓒同志早年就学于南京中央大学心理系，后在北京协和医院、重庆中央卫生实验院等单位从事医学心理学的研究工作，在重庆社会教育学院任教授。1947年留学美国；1949年任中苏友协副秘书长对外联络部长、世界科协中国理事，中国人民保卫世界和平大会副秘书长等职。同年来中国科学院工作，历任中共中国科学院党组副书记、办公厅副主任、计划局副局长、心理研究所副所长、中华全国自然科学专门学会联合会副秘书长、中国心理学会秘书长、《心理科学通讯》主编等职"。②

文中指出，"丁瓒同志是我国医学心理学的创始人之一，著述很多，对发展我国医学心理学和宣传心理学起了很大作用。

---

① 中国科学院心理研究所医学心理组：心理治疗在神经衰弱快速综合疗法中的作用，《心理学报》，1959年第3期。

② 《心理学报》编辑部：悼念丁瓒同志，《心理学报》，1981年第1期。

全国解放前夕，他是中国心理卫生协会的发起人之一。建国后，他积极地参加中国科学院心理研究所的筹建工作。1964 年他抱病坚持《心理科学通讯》的创办工作。他强调要以辩证唯物论作为心理学的指导思想和心理学为社会主义建设服务。丁瓒同志重视科学人材的选拔与培养。他为我国心理学的发展作出了宝贵的贡献"。"我们深切地怀念他。我们要学习他献身党的科学事业的精神，学习他严谨的治学态度，为我国的科学技术现代化和心理学现代化而努力奋斗。"①

三、本书主要内容

《心理卫生论丛》是我国医学心理学和病理心理学早期的重要著作。本书共收入了丁瓒的 13 篇论文和讲演，都是论述心理卫生的诸方面问题。这 13 篇论文和讲演是："一、怎样开始心理卫生工作——中央卫生实验院学术讨论会讲稿"、"二、近代医事心理学的发展——出席中央医院、国立上海医学院、国立中央高级护士职业学校联合纪念周学术讲演稿"、"三、我国社会现代化过程中的心理卫生——为中国卫生教育会第三届年会而作"、"四、心理卫生工作和文化改进运动"、"五、从心理卫生的立场来讨论建立民族哲学和精神动员"、"六、什么是神经衰弱？——在中央卫生实验院、沙坪坝青年馆合办心理卫生讲座演讲"、"七、战时难童的心理卫生问题——组织部女子夏令

---

① 《心理科学》编辑部：悼念丁瓒同志，《心理科学》，1981 年第 1 期。

营讲演稿"、"八、青年期的彷徨——国立社会教育学院学术讲座讲演稿"、"九、男女之间"、"十、从心理卫生个案研究观察男女之间的问题——出席沙磁区学生服务社学术讲演会讲演"、"十一、儿童期的性教育问题"、"十二、父子之道"与"十三、自卑与傲慢"。

在本书自序中，丁瓒说明了出版此书的必要性和意义。他说："'心理卫生'在国内已经不算是一个太陌生的名词了。可是能科学的来认识它内容的人还是不多，特别因为实际的心理卫生工作在国内还没有开展，人们很容易凭着个人的想望来解释它，来期望它。但是年来我国社会环境剧变，人们心理适应上发生问题的现象已有逐渐普遍化的趋势，这也就是说作为预防心理失常的心理卫生工作，在国内已有了客观事实的需要。那末在这里介绍一点心理卫生学的理论，在国内还是一件比较能适应社会需要的工作。近年来我常应各学校及团体邀约作心理卫生讲演，走下讲坛以后，往往有听众们提出一些有关的问题作个别的讨论，为了时间的限制，那些答复往往不能是详尽的。可是在其他的讲演中，那些问题是曾经提出作过较详尽的剖析的。现在把那些讲稿汇集在这个小册里，再加上几篇引用我在门诊所见的个案材料而写成的论文，那末在这里也许可以从多方面来了解一些心理卫生的问题。自然，这里没有学术性的研究报告，也没有系统的叙述，不过这里所谈的问题却是许多人急于想知道的。我希望对于心理卫生有兴趣的人们——特别是医师，护士，教师，社会工作员，卫生工作员和儿童保育员们，因为他们的专业活动决定了他们有了解人间心理关系的必要，而这人间心理关系也正是心理卫生学的主题——能从这里得着些微的帮助。"①

在谈论怎样开始心理卫生工作时，丁瓒根据当时实际情况，提出了心理卫生工作的工作目标："一、用国内的个案材料来扩大心理卫生的宣传，以期唤起社会人士对于心理卫生工作的密切注意。二、成立心理卫生咨询处，广泛地接收社会人士对于心理病态及行为问题的一切咨询。三、成立心理卫生门诊，从事心理及行为的矫治工作，特别希望门诊能发挥其积极的指导机能而收预防的功效。四、成立心理实验室，特别注意各个人心理发展趋向预测的研究。五、与国内医学界心理学界和社会学界取得密切联系作机体的研究，以期稳固我国心理卫生工作的学术基础。"②

在谈及我国社会现代化过程中的心理卫生时，丁瓒详细阐述了在我国军事、政治、工业和司法的现代化过程中心理卫生工作可能的贡献，认为"在目前虽然是很少被觉察出来，但社会现代化的演进会逐渐的需要这等科学研究的应用的。如有高瞻远瞩的计划，有步骤的来应用这等科学研究的成果，对于我国社会的现代化是有利的"。③

在讨论从心理卫生的立场来讨论来建立民族哲学和精神动员问题时，丁瓒认为，心理卫生的研究，"可以使我们在清算我国现代文化时得有客观事实的根据，使我们的文化改革成为一

① 丁瓒：《心理卫生论丛》，商务印书馆 1945 年版，序言。
② 丁瓒：《心理卫生论丛》，商务印书馆 1945 年版，第 8 页。
③ 丁瓒：《心理卫生论丛》，商务印书馆 1945 年版，第 26 页。

种意识的社会策划，使我们讨论建立民族哲学时更有科学的基础"。"至于精神动员方面，其纲领与目标已由政府公布，这是具体的说出了国家在现阶段对于国民的要求"。"不过我们要知道颓废的意志和腐败的行为，不只是道德的说教所能克服的，正如一个精神病人在害怕时，我们怎样证明给他看环境上根本没有使他害怕的东西存在一样的是无济于事的，病人的害怕有他特殊的意义，意志的颓废和行为腐败正是轻微的心理病态的病征，我们应该用心理卫生的原则与方法来了解他治疗他"，"所以精神动员虽是一个政治的要求，但有效的执行还赖于心理卫生的科学的方法的帮助"。"无疑的，健全的文化是国民心理健康的必要条件，而健全的国民品格又足以推进文化的进步，这些有赖于科学的心理卫生方法的应用推广"。①

在阐述什么是"神经衰弱"时，丁瓒指出，"神经衰弱的真因是在病人心理不健全而发生的情绪的搅扰"，"神经衰弱患者最根本的是先对于自己的心理状态和心理问题有客观的科学的认识，用心理卫生的方法来解决自己的心理问题，稳定自己的情绪"，"多余的药物的消耗，不仅是个人经济上一大漏卮，于病情本身也是毫无补益的"，"何况药物运输困难到如此地步的今日，更哪容许我们作不必要的浪费呢"。②

针对战时难童的心理卫生问题，丁瓒列出了一个比较周密的考察方案，即从以下六个方面加以考察：（一）一般的身体方面的情况，如身长体重的差异，性发展的病态，视觉听觉的障

---

① 丁瓒：《心理卫生论丛》，商务印书馆1945年版，第37页。

② 丁瓒：《心理卫生论丛》，商务印书馆1945年版，第46、47页。

碍，特异的体态，内分泌失调等；（二）发展的内科方面的情况，如早产或难产，多病或重病，中央神经系统的疾病或头部受伤等；（三）脑系精神病方面的情况，如断奶或排泄习惯训练时所发生的困难，遗溺，吮手指和咬指甲等；（四）心理测量方面的情况，如智商在九十分以下，学校成绩太坏等；（五）品德特征方面的情况，如冲动而不稳定的动作，显著的自卑感，失掉常态的行为控制力等；（六）社交生活方面的情况。根据调查研究的结果，"在这六方面的情况中，尤以品格特征方面更为重要，自然，这几方面的情况，在难尽的心理研究中，不一定能得到完全的材料，不过当他们生活在寄养的机关内时，我们可直接的或间接的从他们生活活动中观察到各方面的情况的"。"我们如能对于难童生活各方面的情况有充分的了解，发现各方面因子的机能关系所决定的品格趋向，而后再施以适当的治疗或预防的工作，那末，不仅在实际上我们可以防止难童们的心理疾病或行为过失，以消灭将来建国过程中的社会隐患，就在学术研究方面来说，这种研究的材料与结论，也是心理卫生学上值得注目的贡献"。[①]

另外，丁瓒还就儿童青少年的心理问题包括青年期心理彷徨、男女之间心理不适应、父子之间的心理距离及儿童的性教育等，用一个个生动的个案进行举例和分析，并提出如何妥善处理这些心理问题或不适应的具体意见或建议。如谈及青年期的彷徨时，丁瓒提出了以下的建议："一、了解童年生活的经验

① 丁瓒：《心理卫生论丛》，商务印书馆 1945 年版，第 53、54 页。

所给予自己心理上的影响，再看看现实的周遭，已经不是那灰暗的家，把自己从过去的家庭所给予的心理的影响中解放出来。改变早年在家庭中所养成的一套生活态度。二、要生活在人群中，把已经集中于自我的兴趣，转移于日常生活所接触的那些人们，相信处人处群的能力，可以因为训练自己，改变自己的生活态度而有增进的，那并不是命定的个性。多参加团体活动。三、多了解自己的环境，不管是什么理想和计划，一切得紧贴着日常的现实生活。提起面对现实的勇气。生活实践中的困难，得从生活实践中去求解决。'天国'要从日常生活中去寻求。四、建立正确的自我估量，除了改变自我中心的态度而外，别怀疑自己的能力。因为所谓能力，在获得稳定的成熟的情绪生活以后，是可以由修养训练而有进步的。能这样理智的纠正自己的生活，所谓彷徨的心情是可以消灭的。"[1]

在讨论青少年男女之间的一些心理适应问题时，丁瓒说道："在现代中国社会中，这是一个严重的问题。因为'家'的组织，在我国目前的情形下依然是一个重要的社会单位。从心理方面说，它是人们情绪生活的堡垒，它是训练人们情绪态度的重要机构。而男女之间的心理适应，又是决定家庭情绪环境的重要因子。所以对于这个问题，我们不能看作是一个常识的问题，私人的问题，而应该理解为一个需要用科学的心理卫生学的知识来处理的社会问题。中央卫生实验院的当局，鉴于我国现在这些心理卫生工作的重要，已在三十一年五月间成立了心

---

① 丁瓒：《心理卫生论丛》，商务印书馆 1945 年版，第 62、63 页。

理卫生室，并且设置沙磁区卫生实验区，心理卫生咨询处和心理卫生门诊，也是这个实验区工作的一部门，希望对于这些严重的社会问题，来作尽我们力量的贡献。"①

根据自己在心理门诊中接触到的一些个案，丁瓒指出，近年来中国文化变动得太快了，它把"父与子"在心理上的距离拉得相当的远，使"父与子"之间的适应发生了不少困难，不过，这并不是绝对不可避免的悲剧——虽然不是太容易避免的，只要我们客观地了解自我、了解他人，"父与子"之间的距离是可以接近的。② 丁瓒在书中也谈到了儿童期的性教育问题："儿童期的性经验确实是可以很久远的影响人将来的心理健康。这不仅在心理卫生的立场上，我们应该认识这一事实，就在教育的立场上，特别是在儿童教养方法上，我们也具有了解这一事实的必要。"③

丁瓒认为，性在我们这个社会中，很早就成为一种禁忌，经过神权思想和封建道德又替它加上一重神秘的外衣，于是人们对它不能像其他身体机能一样的容易得到科学的认识，但它确是人们身体机能的一个部分，并且是影响人们身心发展的比较重要的一个部分，事实也是逼着人们得去处理这个机能所引起的许多问题的，于是，模糊的了解、好奇的暗中摸索、社会禁忌的罪恶感、宗教上的不竭感都缠结着造成人们情绪上的不安，这就是性问题影响心理健康的症结所在。所以，让科学知

---

① 丁瓒：《心理卫生论丛》，商务印书馆 1945 年版，第 87 页。
② 丁瓒：《心理卫生论丛》，商务印书馆 1945 年版，第 105 页。
③ 丁瓒：《心理卫生论丛》，商务印书馆 1945 年版，第 88 页。

识来帮助我们合理的处理性机能所引起的问题，这在我国教育设施中是应该特别加以注意的。丁瓒特别指出，"儿童性教育在中国不是没有人提过，但为了社会传统的禁忌，父母们教师们自己心理上便对性问题存着避忌的错误态度，我为了在心理卫生门诊屡屡发现这种不幸的个案，所以特别地提出这个问题希望父母教师们加以注意"。[①]

四、本书校定和编辑

《心理卫生论丛》于 1945 年 3 月在重庆初版，此后分别于 1946 年 6 月、1947 年 7 月在上海初版、再版。我们本次呈现给读者的该书内容，是以 1947 年再版《心理卫生论丛》为底本，参考《丁瓒心理学文选》[②] 中 "心理卫生论丛" 相关内容，进行了校订和编辑工作。我们的工作遵循的总的原则是，尊重原著的内容和结构，以存原貌，并进行一些必要的技术处理，以方便阅读。具体进行以下几个方面的工作：第一，将原著改竖排为横排，改繁体字为简化字，改异体字为正体字；第二，将原著中与今通译有异的专有术语、外国人名、外国地名等，统改为今译，首次改动加脚注，并使全书术语、人名和地名前后统一；第三，底本中的标点与新式标点不符的予以校订，外文书名、杂志名改为斜体排版；第四，规范数字，数字用法以《关

---

① 丁瓒：《心理卫生论丛》，商务印书馆 1945 年版，第 96、97 页。

② 李心天，汤慈美：《丁瓒心理学文选》，人民教育出版社 2009 年版。

于出版物上数字用法的试行规定》为准；第五，以脚注方式加入特约编辑补充的注释（简称"特编注"）。

李伟强

2023 年 9 月

目　录

自　序

　　"心理卫生"在国内已经不算是一个太陌生的名词了。可是能科学地来认识它内容的人还是不多，特别因为实际的心理卫生工作在国内还没有开展，人们很容易凭着个人的想望来解释它，来期望它。但是近年来我国社会环境剧变，人们心理适应上发生问题的现象已有逐渐普遍化的趋势，这也就是说作为预防心理失常的心理卫生工作，在国内已有了客观事实的需要。那么在这里介绍一点心理卫生学的理论，在国内还是一件比较能适应社会需要的工作。近年来我常应各学校及团体邀约作心理卫生讲演，走下讲坛以后，往往有听众们提出一些有关的问题作个别的讨论，为了时间的限制，那些答复往往不能是详尽的。可是在其他的讲演中，那些问题是曾经提出作过较详尽的剖析的。现在把那些讲稿汇集在这个小册里，再加上几篇引用我在门诊所见的个案材料而写成的论文，那么在这里也许可以从多方面来了解一些心理卫生的问题。自然，这里没有学术性的研究报告，也没有系统的叙述，不过这里所谈的问题却是许多人急于想知道的。我希望对于心理卫生有兴趣的人们——特别是医师、护士、教师、社会工作员、卫生工作员和儿童保育员们，因为他们的专业活动决定了他们有了解人间心理关系的必要，而这人间心理关系也正是心理卫生学的主题——能从这里得着些微的帮助。

本书承萧师孝嵘之鼓励与帮助得以出版，黄友歧兄详为阅一遍，均应致谢！

丁瓒

重庆中央卫生实验院心理卫生室

一、怎样开始心理卫生工作
——中央卫生实验院学术讨论会讲稿

我们要是从社会发展史实来看，任何一种科学理论的成就或是任何一种社会运动的成功，在它们的自身，往往是经过几个发展阶段的。作为自然科学看的物理、化学和生物学的发达固然是如此，而近代各种社会改革运动的沿革，尤其让我们容易看出这些蜕变的轨迹。这是因为这些理论或运动的创始，往往是在某种社会生活中，发生了某种理论与运动的要求，而少数时代先知先觉的人们，敏感地把握住了这些时代的要求，于是大声疾呼而获得了社会的普遍的同情与支持，这种理论或运动便风靡一时，而成为科学史或社会发展史上辉煌的奇迹。但是一种科学理论的成就，往往不是独立地可以发挥其积极性的，它的许多前提往往基于其他许多科学研究的发现。一种社会运动的发展，更是需要各种社会条件的成熟。所以一种理论或一种运动在其创始时，或因与其有密切关系的科学研究尚未有同等的发达，或因其所依存的各种社会条件尚未成熟，所以它们只是朴素地代表了某时代的要求，而其积极性与真理性的发挥是有待于"时间"因子的递迁的。这说明了科学理论与社会运动的发展阶段的形成。

心理卫生，它一面是研究人类心理关系的科学，它一面又是积极地保持人类心理健全、消极地预防或诊治人类心理病态或行为过失的社会运动，所以它的发展也不是"一蹴可几"，而是在过去几十年来经过了几个发展阶段的。

我们知道心理卫生运动的起源是由于美国比尔斯①（Clifford W. Beers）的倡导，他是美国耶鲁大学的毕业生。他因为时时恐惧着他自己也会得着和他哥哥一样的羊癫疯，因而精神失常了，他便被送到精神病院去。当时美国精神病院的生活，使他感到精神病人所受待遇的不合理和不科学化，最使他痛苦的是社会上对于精神病的误解，一个精神病人即使是痊愈了，但走出了精神病院的大门，他还是不能像其他因为身体疾病住院而出院的病人一样地回到他原来在社会上的岗位去，换句话说，社会上对于患精神病而痊愈了的病人，总是怀着歧视和偏见。于是他写了一本书（*A Mind That Found Itself*），大声疾呼社会人士注意这些事实。可是当他这本书初写成时，当时社会上不少的人还是把它视为"疯话"。幸而当时有心理学家詹姆斯②（William James）和精神病学家迈耶③（Adolf Meyer）看了这本书并给予热烈的同情而加以支持，才算是纠正了当时美国社会人士的态度而引起了他们的注意。心理卫生（mental hy-

---

① 原文"皮尔斯"，今译"比尔斯"。——特编注
② 原文"詹姆士"，今译"詹姆斯"。——特编注
③ 原文"梅耳"，今译"迈耶"。——特编注

giene）这个名词也便是迈耶所拟定的。

说起迈耶和詹姆斯为什么对心理卫生运动这样热心地赞助呢？自然，迈耶是美国近代精神病学的大师，而詹姆斯不但是近代美国心理学的泰斗，他的实用主义更奠定了近代美国哲学的基础，所以在学术见地上，他们是能预见着这一运动将来在社会上的重要性的，而同时更重要的是他们自己都有着对于心理疾病的苦痛经验存在着。原来，迈耶的母亲是非常慈祥、爱好艺术的妇人，她的教养使迈耶从小对于母亲便有一种崇高而伟大的信仰。不幸得很，她在中年以后，便得着一种心理失常的忧郁症，从此，迈耶幸福的家庭便笼罩了一层灰暗的雾幕，而在迈耶的童心里便一直盘旋着如何能使他所爱的母亲不遭受这心理失常的苦难，这实在是迈耶终身从事于精神病学研究的心理动机之一。至于詹姆斯本人在三十多岁以后，也曾有一个时期陷于轻微失常的深渊，在那时期他整日地冥想，一些无名的悲哀与怅惘整日噬啮着他的心头。他自己说过在那时期里他曾经几次有过自杀的念头，他的实用主义的哲学的发现，才转变了他生活的方式，他的心理状态也才逐渐回复到平衡。我们现在读他的著述时，要是了解了这一心理背景，是会更亲切地把握着他的哲学的特色的。这些都是说明了心理卫生运动初期的倡导者们是如何从自身的体验中感觉着心理卫生的重要性而朴素地、具体地提出了一种社会运动的要求。

心理卫生运动经过初期的倡导以后所成就的是些什么呢？——至少在心理卫生发源地的美国是具体地贡献了些什么呢？我们看到对于疯人和低能者的待遇与治疗是改进了，这等病人在医院的病床数目是增加了，工作治疗和其他特殊治疗术是发展了，精神病院内精神病学社会工作是开展了，医学院内精神病学的研究与讲授是发达起来了，为心智缺陷者所特设的教养机关是建立了，精神病学的教育宣传是推广到家庭、学校、工厂与法庭了……这些把一般人对于精神病和精神病患者的误解与歧视是解除了。这从学术思潮和社会改革方面来看，都不能忽视其不可埋没的贡献的。不过这等活动还只限于精神病人待遇的改良和精神病学知识的推广。正如一度做过美国心理卫生总会的医务主任威廉氏所说，这阶段的工作只称得起"社会化的精神病学"（social psychiatry）。

我们又看到在美国各级学校心理卫生门诊的成立，儿童心理指导所的设立，法庭监狱对于精神病学家和心理学家的延聘，对于父母、教师的心理卫生教育的推进……这些工作比较地可说是稍稍接近于心理卫生的目标了，不过还只能做到心理病态的矫治的消极工作。我们要是想达到心理卫生的积极的目标——人类健全心智的保持，我们不得不更基本地把握一个更重要的前提，那就是人类心理发展的过程与法则的了解。因为无论是常态或变态的心理状态，不过是人类心理发展过程中所表现的一种现象，如其不能根本地了解这心理发展的过程与法则，那么我们无论对于常态或变态的心理现象都不能有更近于真理的认识。

谈到人类心理发展的过程与法则的研究，这虽然是心理学几十年来研究的主题，但是十几年来精神病学或心理卫生学的进步，对于这一主题的了解是有着很大的帮助的。在这一方面，我们应该特别指出现在心理现象研究之中逐渐注意到人在现实生活环境中的心理反应的研究。当我们研究人类心理现象时，一面是有着主动性积极的人类认识作用，一面还存在着作为人类认识作用的对象的社会环境。人类心理现象中的认识作用，固然不是单纯的、被动的环境反应，但更不能是超越现实环境而孤立的机能。无论是在常态或是变态中，我们不能忽略这主观与客观两方面的任一端。我们所以不满意用简单的刺激与反应（S—R）的公式来解释人类行为，也便因为它忽略了反应者认识作用中主动的、积极的机能和刺激本身所附着的社会与文化的意义，而这些机能与意义不是决定了人们反应的内容，并且是人类由认识环境而至变革环境的主要动力。我们也不满意把人类心理历程分析为单纯的、孤立的因子而作游离了现实生活环境的定量的研究，因为它忽略了人类心理历程的整体性与发展的了解。自然我们更不能满意于把心理现象视为生理现象的从属而忽视其特独的较高级的机能和一切玄想的主观的而不能实证的臆说。心理卫生研究的对象是人们在现实生活中日积月累而发展成的病态心理现象，所以它特别强调整个的人类心理历程和人们所生活的社会文化环境的研究。这些研究是能影响我们使我们从传统的宗派的偏见与误解中解放出来，正确地融合了生物科学与社会科学最新近的发现和技术来观察；人们在现实生活中的心理历程以寻求人类心理法则近于真理的解释。这种信念并不是一种奢望，在广漠的世界学术界中，是有着不少的心理学家、精神病学家和社会学家们在这信念之下艰苦地在实验室、病房、门诊甚至原始文化的部落里进行着这等研究的工作。例如，美国的 K. Horney[1]用临诊的材料对于心理分析学加以社会的诠释（见其所著的 *New Way in Psychoanalysis*），苏联莫斯科心理研究院 A. R. Luria[2]对于心理分析概念在实验室里加以实证，L. S. Vigotsky[3]在他逝世前应用发展的方法所作的儿童心理及心理病态的研究，H. A Murray[4]和他所领导的学者们在哈佛心理诊疗所进行的人类品格心理的研究，G. Dillard[5]在耶鲁大学人事关系研究所进行的人类遭受挫折与侵略的关系观察，HD. Lasswell[6]在芝加哥大学应用心理分析方法所作政治品格与政治宣传的分析，哥伦比亚大学人类学系主任 R. Linton[7]和心理分析家 A. Kardinor[8]所作原始文化与人类心理的关系的研究，无论他们所从事的问题是比较接近于心理学的、精神病学的或是社会的，但他们在研究方法上都趋向这几种科学的综合的研究。他们辛勤的结果是更鼓励我们作新的试探。这不只在心理卫生方面，就在心理学和社会方面也都会有新的发现和新的贡献的。只有凝视着这种新的研究趋向而迎头赶上，然后我们才谈得到人类健全心智的保持。

我国虽自 1935 年在首都南京便有中国心理卫生协会的组织

---

① 即霍妮。——特编注
② 即鲁利亚。——特编注
③ 即维果茨基。——特编注
④ 即墨瑞。——特编注
⑤ 即德拉尔。——特编注
⑥ 即拉斯韦尔。——特编注
⑦ 即林顿。——特编注
⑧ 即卡迪纳。——特编注

山西路小楼一角的会址，至今在人们记忆里还刻画着倡导者们筚路蓝缕的苦心，但以社会上缺乏热烈而持久的支持，使那些可能实现的计划，只得冷静地躺在协会的档案里。敌寇犯难，连协会的形式也都在若存若亡的命运中了。国内医学院有脑系科的寥若晨星。广州、哈尔滨、苏州、上海、北平几处在国内有悠久历史的精神病院陷入敌手而后，大后方还没有一处像样的精神病院。心理卫生门诊也只在文字上看到人们焦急的期待而已。再看看我国近五十年来的社会机构是变动得那么剧烈，思想和文化方面那么的混乱，生长在这样社会中的个人对于生活上的心理适应自然发生严重的困难，以致心理病态和行为失常遍及于社会各阶层。精神病人依然受着锁链与鞭挞的磨折，犯罪行为还是"不教而诛"，乃至家庭离解、婚姻关系失调，都没有人想到应用心理卫生科学方法加以矫治与预防。这岂只侵蚀个人幸福及其服务社会的能力，整个民族精神都蒙受了莫大的损害。只因这种损害是比较潜在的，所以很不容易为人所觉察，以致这种损害日趋严重而至于动摇国本的地步，还没有人加以密切的注意。自抗战军兴，所谓"战时精神病"的蔓延，不仅直接成为军事上的障害，而且间接影响到后方的士气，并且增加不少战后建国方面的困难。这些都是我国现时漠视心理卫生工作所值得预虑的危机。

我们现在便是要在这样的时代这样的环境里来推行心理卫生工作。在这里我们固然要把其他国度里已经进行三四十年而已具有成效的工作加以推进。同时，还得迎头赶上，进行最新近的科学研究。所以心理卫生的宣传与教育工作，在我国现在依然是迫切的需要。心理疾病的严重性依然得让社会有普遍的认识，积极的矫治和诊疗更是急救目前人们心理苦难的要点，而同时吸取各国精神病学、心理学和社会学各种新知以建立我国心理卫生学术研究，也不能忽视。我们的宣传，应该是用我们在门诊和病院的个案材料来教育大众；我们的研究，更应该是集中注意于我国社会目前成千成万的怀着心理苦难的同胞。实践要有最进步的理论为基础，而理论更应向现实的环境去找引证。我们的学识与经验自然不敢说能立刻达到上述的目标，但在我们开始学步的时候，我们的方向应该有正确的决定。具体地说出我们目前的工作目标，不外下述数种。

1. 用国内的个案材料来扩大心理卫生的宣传，以期唤起社会人士对于心理卫生工作的密切注意。

2. 成立心理卫生咨询处，广泛地接收社会人士对于心理病态及行为问题的一切咨询。

3. 成立心理卫生门诊从事心理及行为的矫治工作，特别希望门诊能发挥其积极的指导机能而收预防的功效。

4. 成立心理实验室，特别注意各个人心理发展趋向预测的研究。

5. 与国内医学界、心理学界和社会学界取得密切联系作集体的研究，以期稳固我国心理医生工作的学术基础。

二、近代医事心理学①的发展

——出席中央医院、国立上海医学院、国立中央高级护士职业学校联合纪念周学术讲演稿

医事心理学在现代实验医理研究上的重要性，日见增大，而我国各医学院，可以说还没有一处有医事心理学的专家在担任教学与研究的工作，这在我国现代医学教育上不能不说是一个遗憾。来中央卫生实验院以后，奉命主持心理卫生室，个人以为我国现代心理卫生的工作，应配合于我国医事心理学科学研究之中。所以今天有机会提出医事心理学的问题和各位医学的先进同志们来讨论，个人实感兴奋。

曾经有人问过："我们为什么要有心理学呢？"分析心理的大师荣格②（C. G. Jung）说："那因为是必需的。"我们要是同样地问："我们为什么要有医事心理学呢？"我们也可以同样地说："那是因为医学上是必需的。"记得1939年里斯曼③（D.

---

① 即医学心理学。——特编注
② 原文"荣赫"，今译"荣格"。——特编注
③ 原文"锐司门"，今译"里斯曼"。——特编注

Riesman）在美国普林斯顿大学发表了颇引起医学界注目的讲演，那讲演的题目是"现代社会中的医学"。他在那讲演中说过这样的话："……可以说现在没有一个医师可以没有一点新的心理分析方法或精神病学的知识而可以在他的业务上有所成就，因为现代人们的许多疾病多属于所谓官能精神病（neurosis）的一大类中，病态心理的因子往往存在于许多身体的疾病中，特别是存在那些慢性的疾病中。"这说明了医事心理学在现代医务实践上的重要性。我们在许多医学的教科书中常可以读到这样的话"医学是一种科学，同时还是一种艺术"，可是人们提到医学的艺术性时，往往觉得这是一种"神而明之，存乎其人"的神秘在现代一切存在于宇宙间的现象都可以用科学的方法来考察的时代，我们对于医学的艺术性，不能再看作是一种神秘。我们应该问一问：究竟医学艺术性的根据是什么呢？据我个人的意见，认为这一问题的答复是："医学的艺术便基于对于人类疾病中心理因子的了解。"要说明这一论据是需要更多一点的解释的。

所谓医学的艺术，主要的便在于帮助医务人员建立与病人的良好关系。疾病给病人带来一种新的变化，这种变化不只是生理的，同时也是心理的。而这等心理变化不仅影响病症的本身，同时也影响治疗的效度，而医务人员的语言态度在病人心理上的暗示力又往往是非常强大，所以一个医务人员如能把握病人心理上的动向，无论是在病原的诊断上和治疗的过程上都有很大的帮助。可是怎样才能把握病人们心理的动向呢？我想有个基本前提是必要的：（1）对于病人的整个人格（personality）

的了解；（2）对于疾病在病人心理上的意义的了解。只有了解了这些，才能增加病人对我们的信任，使我们更适当地来处理病人，然后建立我们与病人间的良好关系。让一个具体的实例来帮助我们了解这个论据吧：一个助理医师在医院接受每年照例的身体检查以后，被宣告得了初期的轻微的结核性肺病，他遵照了医师的叮咛在病房中疗养。可是在疗养不到一个月的时间，他突然在病房里疯狂了。他把病房的褥撕成一条一条的布片，他打毁了病房的窗户和家具，他谩骂人，使任何医务人员无法接近他。在不得已的情况下他被送到一个精神病疗养院去。在精神病疗养院中经过相当时间的治疗和休养，他逐渐恢复了清明的心智。他感慨地回忆了心理失常的经过。他说出了下面的话："你们知道我是一个雄心最大的人，我刻苦地受着专业的训练，我很想在我的专业方面有一番惊人的成就。对于自己的前途，我有一个精密的有希望的计划和步骤。不幸得很我被检查认为有了肺病。我自己是学医的，我知道肺病的麻烦，它不仅破坏了我固定的有计划的步骤，并且对我的雄心是一个莫大的威胁与打击。我正在极度的失望与苦痛之中，他（肺病科的医师）十分热忱地来劝慰我：虔诚地皈依主吧！这是神对于罪恶的惩罚。快点忏悔吧！让主赦免你的罪吧！从此我就加深了对于主的信心，我抛弃了以前的一切计划，我希望得救。一次我忽然有一个念头，我想试验我对于主的信心。我觉得主的力量是超越自然的规律的，当我在试温度口表时，我想如其我信主的心是虔诚的，那么我要是咬断了口表时，我的嘴是不会流血的，主会保佑我，主的力量是超越一切的，可是结果我的嘴还

13

是破了流血了，我觉得这一下什么都完了!"这个例子最感兴趣的是病人与医师都是受严格的医学训练的人，要是他们都能再有点心理学的素养，这等悲剧是可以避免的。心理学告诉我们，疾病对于各个人的意义是不同的，我们觉得疾病不过是自然现象的一个变态，这对于我们个人的穷通荣辱、是非得失是没有什么关系的，但是有些情绪上有问题的人，在他们看来，疾病有特殊的意义。疾病会影响他们对自我的估量，疾病会影响他们的优越与卑逊之感，疾病会使他们心理上已存在的问题更严重更深刻起来。要是我们对于病人的品格有着心理学上的了解，我们便会在疾病的治疗时同时注意病人的情绪状态，帮助病人解决他们心理上的问题，恢复他们情绪上的平衡与稳定。所以说，那样的悲剧是可以避免的。同时，我们从这儿也可以看出医务人员在执行业务时，他们自己心理上的问题是非常重要的，无形中医务人员自己不健全的情绪会很不良地影响到病人的心理状态，有人说过医务人员要有"菩萨心肠"。现在我们知道单纯的热忱还是不够的，要是医务人员都能是懂得心理学的菩萨，那便造福苍生不浅了。

关于医学教育上对于医事心理学训练的忽略，为了我国科学化的新医教育正在萌芽时期，我觉得还可以再多说明一点：近代医学研究方法的传统，多导源于细胞病理（cellular pathology）的研究，而细胞病理研究的前提，又多建筑在"身体组织分到最后的单位是细胞"一论据上。所以我们要是了解了细胞的病理我们便可以了解由细胞组成的体素（tissue）的病理，进而我们可以了解由体素组成的器官（organ）的病理和由器官组成的系统（system）的病理。在这样的逻辑之下，细胞便被孤立起来隔离起来成为医学研究的最后的对象。医学研究的兴趣集中在个细胞、一种体素、一个器官或一个系统。医务人员在门诊或病房，他们注重的只是一个"有结核菌的肺"或"溃疡的肠胃"，而不再是一个活泼、带着生理病痛和心理苦难的病人。我们知道那种机械的分析研究方法是19世纪以来一般自然科学研究的基石，所以医学研究自然也不能例外。可是科学到了近代，在研究方法上又有了一种新的趋向，也可说是有了一种新的领悟（insight），那就是说"全体"并不是"部分"的机械的数学的综合，部分的量即使常住，而其排列或其与全体的关系要是变更了，那么现象的整体性和部分的本质都有变更。加之现象的生灭是连续发展的，所以被支离割裂了的部分的研究，往往不足以正确地推论部分的本质和部分在全体作用时的机能。于是人们渐渐觉悟到机械分析研究法的限度，而注意到所谓机能的分析。科学家们在作部分的研究时，不能忘记部分与全体的机能关系，更应注意到现象整体性的了解。这种概念的影响到近代医学研究是很明显的。近代生物学已经明白地告诉我们，即就细胞而论，细胞的机能已经不是从单一的孤立的细胞本身的研究中所足够得到正确的了解的。细胞群的排列及其相互间的机能关系，已经是了解细胞本质不可少的知识。关于这一点，不久以前美国科学研究促进会所主持的纪念细胞学说一百周年的座谈会上的专家们，已详细地提示了不少值得珍惜的科学论据和意见。所以医学研究上细胞病理的传统态度，有加以补充与修正的必要，而且在事实上，我们也都知道自从神经学与内分泌学的研究进步以后，关于每个器官或某个系统作孤立的部分的了解，无论其为生理的或病理的，都是不够正确的。何况人类还不只是生理的，同时还是心理的，要把人类生理现象脱离了心理因子的影响而作独立的研究，也是不够科学的，所以说人类健康是身心统一的、不可分割的，医学研究的对象不单是有病理现象的器官与系统，而应该是整个的病人。"病人是人"（patient as a person）不再是一种单纯的理论，曾由 Dr. Robison[①] 在霍普金斯大学公共卫生学院实验起来，他并且更提出可贵医学训练的改革方案来。记得一位医学家曾经这样说："……'哲学教授们研究哲学，哲学家们却要研究人生'。医学生们不要只注意你们的书本，应该更多地了解你们的病人。"据说俾斯麦[②]（Bismark）曾经有不少的医生，因为替他诊病时还问他许多生活上与病有关的问题，他很不高兴地把那些医生们都辞退了。最后他传召到名医 Schweninger[③]，他依然问俾斯麦不少的问题，俾斯麦很不耐烦地说："你不该问得这么多——你应该用不着问什么就知道什么使我痛苦。""殿下"，Schweninger 回答说："我建议你请一位兽医来吧！他是不会问什么问题的。"让我们的医务人员不要是兽医，让医事心理学的知识来帮助我们了解我们的病人，"科学让我们了解，艺术帮助我们实行"（Fowler），医事心理学在医学实践上的重要性是不容忽视的。

---

① 即罗比森。——特编注
② 原文"俾士麦"，今译"俾斯麦"。——特编注
③ 即施韦宁格尔。——特编注

现在让我们再谈谈医事心理学在医学研究上的贡献吧。我们都知道精神病学与医事心理学的关系是非常密切的，心理疾病的诊断与治疗，很多是基于医事心理学的理论与技术的。医事心理学不仅是帮助了精神病学，并且影响了近代精神病学研究的趋向和内容。自从 Hippocrates^① 起便是在脑部组织上面找精神病的病原的，这种传统的态度描写了精神病整个的"叙述的阶段"（descriptive stage）的历史。所谓"体质的因子"（constitutional factor），被夸张地应用到精神病的病原学上来。因为是体质的，那必然要注意到遗传的问题。所谓体质的与遗传的研究，便成为过去精神病学研究的两大柱石。一直到 19 世纪的最后一年，全美国的精神病院长们集合讨论他们尸体解剖的结果，他们很失望地找不到什么具体的足以说明很多精神病病原的身体病理的证据，从此所谓"脑的神话时代"（the era of brain mythology）才算稍稍结束。而且遗传学的进步，让我们知道所谓遗传，并不是说我们的一切既决定于世代的遗传素中，便天排地设地无法改变。不但在实验室中所谓遗传素能因 X 光的影响而改变其性质，而在植物与动物栽培与饲养中，我们也可以随意地控制其营养的环境而改变一向认为是遗传的特质。腹部有某种病态的果蝇，在实验室里饲养了几世代，那腹部病态特征一直在遗传着的。可是我们减低了实验室的湿度，使实验室的空气变得十分干燥，那些腹部的病理特征便不再遗传了。麦的耐寒性一直是遗传的，现在在苏联麦场里却可以用人工的

———————————

① 即希波克拉底。——特编注

17

方法来增高或减低其耐寒性，所谓春麦和冬麦的耐寒性再不必是命定的差异了。而且说到体质与遗传，不但说这是"已成的事实"，而且几乎是命定的，那么我们还谈什么治疗和改进呢？我们一点也不忽视一部分精神病和体质与遗传的关系，我们更不忽视生理学在心理学研究上的基础的重要性，但是统计的技术应该精密些，统计方法的限度应该认清，取样的普遍性应该加以注意，其他可能作为解释的因子应加以重视和考虑。我们不能把因为现代知识的限度而不能立刻加以解答的问题，一起倒在体质与遗传的垃圾箱里去，因为这是懒惰而不负责的办法。何况即使某些特质是遗传的，遗传也不过供给了种发展的可能趋向，我们还可以用人力来改造这种趋向哟！挑出某些人或某种族的人们而断定他们是心智上卑劣，认为应该限制他们的生育，或否定他们的生存权，那只是希特勒政治骗案中的一种阴谋，在民主的科学的考验下是没有力量的。因此，现代精神病学的研究多趋向于环境的心理学方面的探求。提到这一点，又不能不说到作为医事心理学者的心理分析学派的兴起及其影响了。

S. 弗洛伊德和他贡献给人类的伟大的文化礼品——精神分析学，一直是在人们的误会、曲解和诋毁中成长着发展着的，最后在他民族的悲剧中——也可以既是人类文化的悲剧中，他不得不以 82 岁的高龄被迫带着无所动心的面容离开他出生并且工作了 78 年的故土而被流放到伦敦去。直到他离开人世不久以前的一刹那，他还是一直以他的锐敏的目光，注视着他书案上排列的人类学古董而写完 Moses and monotheism 才和人类告别的。以往科学发展史上科学发明家被迫害的史实看起来，弗洛伊德比较起来还算是幸运的，他至少能看到他的学说对于人类文化各部门的影响；他看到精神分析学会在世界各国组织起来，发展起来；他看到他的学说由被排斥被谩骂而到了被理解、被研究，到最后被批判地确定了它在科学史上的价值与地位。自然，在我们这国度里，弗洛伊德的学说是被介绍得不充分的、不深刻的。一部分人对它是陌生的，一部分人对它是偏见的，不久以前我还听到这样的论调："弗洛伊德说人就是男女，马克思说人就是饮食，所以人就是饮食男女。"单就弗洛伊德的贡献而论，我以六年来对于心理治疗的研究与经验来说，不能不对于这种曲解认为是学术界的遗憾。本来，一个人对于物理、化学或生物学上的新说，他要是没有复做那些新说所依据的实验，他是不敢随便批评的。可是对于心理学的批评，人们似乎容易忘了他们自己的知识的限度。这是因为心理学过去有过很长久的时间寄养在哲学的家里。它以后在实验和应用上的成就，不是那些没有专门科学素养的人们所能够了解的。所以一知半解的批评便那样庸俗地、习惯地流传了。弗洛伊德的学说不是美丽的词藻，不是安乐椅上的玄想，他学说的一点一滴都是实证的临诊经验的结晶。他在 1896 年以前还是专攻神经学的，是局部麻醉法的发明者。他和 Kholer① 的名字是不能为人们忘却的。经过了长时期对于精神病的临诊研究，他才在 1895 年和布罗伊

---

① 即苛勒。——特编注

尔①（Breuer）共同发表了他们对于歇斯底里亚②的研究。他不停留在现象的表面观察，更深刻地发现下意识作用在人类行为——特别是病态行为中的动力的机能；他放弃了精神病态研究中片面地偏向对身体研究的传统而转向于心理方面的了解；他发现儿童时期的重要性而提供了发展的研究方法。这些把近代停留在叙述的阶段的精神病学提高到了解释的阶段，特别是在治疗的方法上，他是贡献了划时代的发明！自然，我们一点也不忽略他的学说与方法的限度。例如他过分强调生物性的本能，忽视了文化环境对于人类行为的规范作用，以致认为几种病态的情结为普遍的存在；他对于发展的概念多少停留在机械的解释上，以致认为成年心理病态是童年经验如实的重复等。但是客观的复证的批判态度和无知的曲解与诋毁是没有一点相同之处的，前者足以更积极地发挥一个学说的真理性，而后者不过是可怜的愚昧罢了。限于时间，在这里不能把弗洛伊德的学说作整个批评的介绍。但心理分析学说使精神病学与心理卫生学起了变质的作用是无可否认的事实。美国近代精神学家迈耶③把精神病学的名词也换上了"心理生物学"（psychobiology）的新名，而在华盛顿出版的纪念精神病学大师 Williama. White④ 的杂志名为"精神病学"，而这杂志的副题便是"人类关系的生物学与病理学的杂志"（*The Journal of Biology and*

---

① 原文"蒲洛伊哑"，今译"布罗伊尔"。——特编注
② 即癔症，hysteria。——特编注
③ 原文"梅耳"，今译"迈耶"。——特编注
④ 即怀特。——特编注

Pathology of Inter-Human，Relationship），这些都明显地表示了近代精神病学研究的新趋向。现在让 1934 年纽约城美国精神病学协会第十九次年会上 A. A. Brill① 教授的话来结束我们这一段的讨论吧："在我们现在第十九次年会中，精神分析不再是一位客人了，它已经是美国精神病学组成的一部分了。根据精神分析讨论组的资料，你们把我们融合在你们团体之中，以坚强的正式的团结力量，使我们在你们推进精神病学的思想与实施的科学程序中成为不可分的一个部分。吹毛求疵和误会、曲解和混乱不再存于我们之间，因为你们已经认识了弗洛伊德教授在精神病学和心理病理学上一般的贡献了，这在我们很久而且很深刻地研究了精神分析的人们实在是一个梦想的实现。因为精神分析在这国度里，由于你们的表示，不仅说明了它的地位已被最多数的精神病学家团体所承认，而且使我们有价值的科学与治疗方法能得着一个最适宜于发展的环境……"

但是，医事心理学还不止于在精神病学上有它的贡献，在内科疾病的研究与临诊方面，也开始有了许多新的环境。要说明这一点，不得不说明近十多年来在美国医学界所进行的"心身医理"②（psycho-somatic medicine）的研究。自从 W. B. Cannon③ 发表了他的情绪表现时身体变化的实验研究以后，医学者逐渐注意情绪因子在内脏机能失调上的重要性。简单地说起来，我们神经系统中的视丘下部被一般生理学家证明为人类情绪反

---

① 即布里尔。——特编注
② 应为"心身医学"。——特编注
③ 即坎农。——特编注

应的重要中心，而它在解剖上和生理上又都和大脑垂体有密切的关系；因为大脑垂体在人的成长和腺的活动上有着决定的影响，所以由于视丘下部所策动的情绪反应在内脏机能上的重要性也便增大了。我们发怒了，这不只是我们的主观的心理上有愤怒的情绪状态存在，就在这同时，我们体内血液化学方面、内分泌活动方面和交感神经系统的平衡方面也都引起异常的变化，这等变化要是长久了会使我们身体器官发生机能的失调。而经常的机能失调又会发展为组织上的病理状态。这说明了许多内科疾病的病原方面其中一部分可能是由于心理因子的关系。同时，在病态心理的研究中，特别明确的在歇斯底里亚病人的研究中，我们知道身体的病征有时会被病人下意识地用作缓和心理的方法，所以在一般疾病的治疗和痊愈期，这些心理因子的影响是不能忽视的。有人就统计过 50％ 以上的疾病急性期的问题和 75％ 以上的疾病痊愈期的困难，其根源并不在于身体方面而在于病人的心理方面（EA. Strecker）。有人向美国 60 个医学院的教授们发出问卷，询求他们在普通内科方面所发现的心理因子的次数，而得到的回答平均起来约 35％（F. G. Ebaugh）。而 F. P. Moersch[①] 报告他在梅奥诊所（Mayo Clinic）把连续挂号的 500 个病人加以分析，他发现其中 44％ 的病人他们来挂号是与心理问题有关的。

　　关于心身医理的研究，个人过去在北平所搜罗的一点材料，因遭敌人的扣留，未能带出。现在只能根据个人记忆所及和可

---

　　① 即默尔施。——特编注

能得到的参考书略述大概。在文献的搜集方面有 H. F. Dunbar①的 *Emotions and Bodily Changes*（Columbia Univ. Press，1935），他把自 1910 年到 1933 年所有关于这方面的文献都搜集在内了，在理论方面有 S. E. Jelliffe② 的 *Sketches in Psycho-Somatic Medicine*（*Nervous and Mental Disease Monographs*，No 65，N. Y.），他对于身体疾病和心理病理的关系有系统的叙述。至于最近的实验和研究方面的结果，则有美国国家研究院出版从 1939 年开始刊行由 Dunbar 主编的季刊 *Psychosomatic Medicine*。他们的编辑部包括了著名的精神分析学家、心理学家、内科学家和其他小儿科、妇产科的专家们。比较值得注目的有芝加哥医学者们关于胃肠疾病与心理因子的研究和哥伦比亚医学中心所进行的循环系统疾病与心理因子的研究，这些报告都写下了现代实验医理研究的新页。

至于他们所研究的主题，不外下述几个目标。

1. 继续在生理学方面关于情绪与身体变化的实验研究。

2. 心理因子在疾病的病原学方面的考察：概括地说起来，情绪因子促发疾病情形有如下述。

（1）病人的心理状态，特别是由于病人的品格所形成的病人的行为型式，有时容易使病人在环境方面遭受身体的创伤。特别是所谓偶发的意外事件，多可从病人的品格上得着些相关的因子。如工业上的意外事件、骨折及其他外科创伤方面，往往可以归纳到几种品格类型之内。

---

① 即邓巴。——特编注
② 即杰利夫。——特编注

（2）有些生理上的变化，特别是收缩性的或分泌性的变化，多由强烈的或经常的情绪激动所引起。这种变化直接地可引起一部分疾病如甲状腺机能亢进、心脏痉挛等，间接引起的疾病如胃溃疡（这种疾病和心理因子的关系及实验研究容另作专题讨论）。

（3）心理因子影响病人的疾病感染性的问题。如 C. P Emerson① 所说："……细菌学家不再说伤寒杆菌是伤寒病唯一的原因了。当然，那是唯一已知的特殊原因。但是伤寒病的病原方面还有许多其他的因子如'免疫性'、'抵抗力'、'易感性'等，这些因子都是很容易为病人情绪的心理因子所改变的。（见其所著 *The Importance of the Emotion in the Etiology and Prognosis of Disease*）

（4）有些疾病与心理因子的关系是间接的，痔疮是最好的例子。谁都不当痔疮是由于心理因子的，但是很多的痔疮是由于经常便秘的结果，而便秘是很多由于心理的原因的。

3. 心理因子在疾病的迁延性方面的考察——经常的情绪紧张，可以影响甚至限制病人适应力的回复，特别是病人在生理方面和心理方面回到安定与平衡的能力。所以心理因子在慢性疾病或疾病的痊愈期中成为特别重要的因子。关于这一问题，有不少实验的和临诊方面的报告。

4. 心理因子在疾病的治疗方面的考察——病人对于治疗的心理态度在治疗的进行上是很有影响的。据 Dunbar 在 1934 年

---

① 即埃默森。——特编注

到 1936 年两年中把所有病人的治疗情况加以详细的分析，他认为有 68.22% 的治疗是有赖于对于病人心理因子的了解的。

把这些实验的和临诊的报告综合起来，可以暂时看出他们多数同意的以下结论。

1. 现在许多疾病的医药治疗，多半是姑息的（palliative）和症状的治疗。因为有些所表现为身体疾病的病症，不过是心身两方面的病理过程发展中的症状。忽略了心理因子的考察，往往使治疗不能是彻底的或基本的。

2. 无论病症的表现如何是"身体的"，但心理因子在有些疾病中可以有决定的作用。特别是病理变化在心理与生理方面可能互转的时候，心理因子便更重要。

3. 为了加速痊愈的过程或防止疾病的再犯，在有些病人中心理因子几乎成为决定的因子。

4. 至少在有些疾病中，心理因子的作用是很特殊的，如在特发性的血压过高中。

自然，这些报告与结论，在很多方面是依然有待于继续讨论与实验的，不过这些初步的成果，至少在实验医理的研究上是表示了一条新的途径，并且是更接近真理更科学的新途径。在我们中国，医学研究尚在萌芽时期，我们应有"迎头赶上"的勇气。特别是因中国社会文化的复杂和变迁的迅速，心理的问题和其他各国比较起来，不仅有量的不同，更重要的存在着质的差异。而这等心理问题对于我们的健康或疾病的影响究竟是怎样的，我们如能加以实验的考察，很可能有特殊的重要的贡献。例如有些人报告过："健康的人们在同一年龄和同样的身高体重的情形下，在血压方面东方人要较西方人为低，气候的差异不足以解释这种血压的差异。北平协和医学院的统计报告说，北平居民的血压，在一年中不因季节的不同而有差异。美国人在中国北部要是多住了些年头，血压也便较低，了解了那些中国人平静的生活和欧美一般的生活及工作情形那是在东方比较西方容易些，所以我们说这些血压变迁是由于心理态度，同时与适应环境变迁的能力有关。中国赴美读书的学生血压也表示上升。"（J. Wielswakiand W. Winiarz, Some observations from three years of studies of psycho-pathology and genetic psychology in Asia. *Psychoanai Rev.*，Vol. XXII，No. 2，Apri，1936）像这类外国学者的意见是否正确，这些现象究竟应怎样解释，都是值得我们重加考验的。

至于医事心理学在儿童的发展方面、在儿童习惯的养成方面和行为问题方面的贡献，为了时间的限制，不复赘述了。北平协和医学院小儿科和我们合作的一些研究，很可惜被敌寇的铁蹄摧毁了。

三、我国社会现代化过程中的心理卫生
——为中国卫生教育会第三届年会而作

抗战促进了我国社会的现代化。在这千载一时的际遇里，每个从事科学研究的人，应该时时考虑对于当前我国社会现代化一问题，如何作涓滴的贡献。

心理卫生工作很容易使人想到心理病态的治疗，其实这只是心理卫生消极的机能。我们在过去工作开始的一年中，举行了两个青年团体的心理卫生问题的调查，战时儿童保育会儿童心理卫生调查，南开中学心理卫生门诊，不定期的心理卫生讲演，沙坪坝青年馆心理卫生讲座，心理卫生咨询工作，心理卫生读物编纂和医务人员、社会工作人员训练中心卫生课程讲授。这不过只是开始实验工作的初步而已。在过去工作一年的经验里，使我们感觉着在当前我国社会现代化的过程中，至少在下述几方面是迫切需要心理卫生工作的合作的。

在战时，"军事第一"，我国军队的现代化是必然的趋势。在这里我们应该记着在日俄大战时，第一次发现与现代化战事伴生的战时精神病，在上次和这次的大战中，已经形成了军事

27

上严重的问题。上次大战时奥斯勒（Osler）在给美国医学界有名的函件里，特别警觉医学界对于入伍者心理疾病检查的重要性。这次在 1941 年美国波士顿，许多精神病学医师特别检讨兵种选择制度（selective service system）中心理病态检查工作的实施。所以将来在我国军队现代化的过程中，关于兵种的选择、士兵能力倾向的测量等，都有赖于心理卫生技术的应用。在战地医疗工作中，心理病态的预防与治疗自然更属重要，因为那是与作战活动直接有关的。任何身体的损伤和病害必然影响到心理上的问题，所以现代医学逐渐地注意到心身医理的研究。而以前所谓战时精神病也被科学地称为创伤性精神病。这使我们在荣誉军人的看护中，不仅使他们在身体方面能不残不废或虽残不废，更应注意到他们心理上变迁以防止战时创伤性精神病的蔓延，来避免战时社会建设时的困难。

政府近年来对于提高行政效率是作了有计划的努力。铨叙和考核制度的确立、人事行政机构的设置，都表示了我国行政在逐渐地走向科学化的途径。但人事行政的设施在国内尚属创举，近代人事心理的科学技术还没有被重视。提到工作的效率，人的质素是十分重要的，而个人的心理状态却又是人的质素中最基本的因子。要使我国新兴的人事行政积极地发挥其机能，心理卫生工作应该被视为人事行政的科学基础之一。

心理病态曾经被视为近代社会的产物。人类学家和精神病学家们在原始人民部落所作各种调查，更增加人们这种信念。所以精神病也被称为文明病，因此近代的机械工业几乎被咒诅为心理病态的温床。有人说近代文明是用人类心理健康换来的祭品，也是这种表面观察的结果。其实工业化是近代社会演进的必经过程，它本身并不与心理病态有什么命定的联系。科学的心理卫生已经注意到分析机械工业给予人们心理上的影响，而施以预防和治疗的工作。国人热心来讨论我国工业化的问题，那么为了"要避免工业过分发达而带来的各种流弊"（威尔基先生离华广播词选中语）计，我们要计划心理卫生在工厂中的实施。

治外法权的取消，解除了我们司法上百年来的束缚，现在的问题便在于怎样赶快使我国司法现代化，使外人不再有需要治外法权的借口。这里最基本的问题自然多在于司法本身的兴革，不过尽量地应用近代的科学技术到司法上来应该是没有疑问的。犯罪问题除了环境因子而外，心理因子在现代犯罪学的科学研究中也渐被重视。法庭和监狱里，已经有心理卫生专家们在经常地做着研究工作，以期发现犯罪行为的心理因子。国外的少年法庭几乎是心理指导门诊的别名。犯罪行为和精神病在心理上说是同源的，不过是人们心理问题内向和外向的不同表现而已。所以我国将来司法方面心理卫生工作的推广，不仅是给予司法以科学技术的帮助，也是心理卫生本身科学研究最丰富的园地。

以上所述关于我国军事、政治、工业和司法的现代化过程中心理卫生工作可能的贡献，在目前虽然是很少被觉察出来，但社会现代化的演进会逐渐地需要这等科学研究的应用的。如有高瞻远瞩的计划，有步骤地应用这等科学研究的成果，对于我国社会的现代化是有利的。

四、心理卫生工作和文化改进运动

心理卫生在现在社会里是很广泛地被讨论着、被注意着，这多半是由于人们在动荡的生活环境里自觉到许多个人心理问题而形成的现象。不过所谓个人的心理问题，并不是天生的，并不无因而至的。除掉极少数的是因为身体缺陷而来，其主要来源大多还存于人们生活着的社会环境里。近代精神病学一致地趋向于心理学的研究，便是这个原因。而且心理疾病一直被视为一个最重的社会问题，它虽然不能机械地看作是社会病态的单纯反映。但它的产生与发展，究竟是脱不了社会文化环境的规律与制约的。近代文化人类学家所发表的许多原始民族的心理学与社会学的研究，很多是证明并支持这一论断的正确性的，所以我国假如要开始心理卫生工作，应该把握这问题重心而凝视着我国社会文化现状及发展的可能的趋向。忽视了健全的社会文化环境的建造而侈谈心理卫生，不仅从理论上说是不科学的，即就实际效果而言也依然是白费劳力的。了解了这一立场，便可以认识心理卫生工作在我国目前抗战建国过程中可能的贡献了。

我国这次坚持到了第六个年头的神圣抗战，从世界文化发展史的阶段上来说，实在是非常值得珍惜的最灿烂的一页。我们不仅是为了保全我们所生息着的土地而流血，同时，我们更是为保卫我们的文化而来和摧毁现代人类文明的恶兽搏斗。记得远在美国尚未卷入战争，在 1940 年 2 月里，美国的 American Orthopsychiatry Association 在波士顿开第十七次年会，这个会里有对于心理卫生有兴趣的著作家、政治学家、心理学家、社会学家和著名的精神病学医师，那时全世界的文化界人士正屏息在纳粹侵略狂潮的威胁中。他们在年会召集一个"民主主义与科学精神"的座谈会，请了四位学术界的权威学者来发表他们的意见。当时美国威廉学院的社会科学教授、前任 The Nation 杂志的主编廉纳博士（D. Max Lerner）也是四位发言的学者之一，在他讨论到"民主主义与科学精神"时，他一开始便这样说：

> 希特勒当权以后的第一个举动便是象征地搜罗书籍，并且象征地焚毁了书籍。在中国，他们和优势的敌人周旋，当军队为日本人所围困时，他们常向内地撤退。但在他们撤退的各种安排中，还是带着他们的书籍的。中国人最珍惜的东西是他们的大学和书籍，当日本人进迫时，他们解散了大学，到了内地，他们又重建起来，他们是一直带着他们的书籍的。
>
> 我提到这两件事，是因为在我看来，这是象征着现代

世界的两个前途，在前者的情形下，全体主义政权的焚书，是代表一种文化见着科学便后退了。在后者的情形下，虽然那种文化还没有达到现代科学革命的水平，但是我们可以看到那种文化是在向着科学而前进。

……科学是保守的，又是激进的。从保守方面说，它使我们保持我们文化传统的连续性，同时也是激进的，因为它常常在新观念和新知识的领域中作新的试探……

从这段话里，我们可以看到国外文化界人士对于我国这次英勇抗战在进化史上的意义的重视。我们可以毫不夸张地说，帮助世人奠定对于科学或文化的信心，我们的抗战是重要的力量之一。在欧洲中世纪式黑暗的魔口，又向人类文化露出锋利的门牙的时候，我们凭着正义而揭出维护人类进化的义旗，这在文化发展史上的意义是不能忽视的。不过，正如廉纳博士在上文所提示的：科学不仅要我们保持文化的传统，还要我们从新的观念和新的知识里作新的试探。这又可以说是在警惕我们要用科学的态度来考虑我国抗战建国过程中未来文化发展的动向问题了。

我们知道人类的心理病态很多是由于人们对于文化适应失调所诱致而来。特别是在剧烈的动荡着文化发展时期中，人们的心理适应往往容易发生困难，所以在考虑到我国文化未来发展的动向时，我们又不能不注意到心理卫生工作所获得的结论。因为心理卫生工作可以直接了解到文化的各种因子在人们心理主观上的不健全的因子，在心理卫生的意义上说，是诱致或促发人们心理病态的因子的。而在文化改进的意义上说，也就是我们未来的文化改进计划中应加以扬弃的因子。所以我们可以说心理卫生工作可以帮助我们意识的文化计划更趋于健全合理化。

世界文化正在动荡中，纳粹的侵略狂潮冲击了全世界文化人士对于由工业革命而带来的文化重加检讨的自觉，使他们对于文化动向的考虑更加审慎。谈到这点，我又将很感慨地引用美国 H. S. Epuron[①] 在其所著《社会再建中的心理卫生》的一段语了：

> 一个人从农奴的身份中走出来，总是以为从 18 世纪中和 19 世纪的各种革命中，可以找到走向自由与安全的门径。机器的发明将给人们以经济上的安全，政治上的民主主义将产生自由。但是人们这等希望并未能实现。人们本希望可用机器经济来控制其环境的，结果，人们反被机器奴役了。工业化的过程，不仅未能适应社会的需要，并且也没有这等的趋向。工作并不是因为人们想成为社会的有用分子而才设置的。食粮也不是因为人们的饥饿而才生产的。工业的扩长被阻滞着，因为许多投资者害怕了——原来他们只为了金钱利润着想而没有顾到社会的目标。

> 没有一个团体或个人是能不遭受因为缺乏社会的与经济的计划而得来的苦痛的。虽然俄克拉何马州民们仍然持

———————

① 即埃普龙。——特编注

有选举权，但是加州农场农民们摧毁了他们的人类尊严。甚至东部的银行，摧毁了当地居民们的家庭和生活的资料。究竟这些平民们是和谁发生了冲突？——银行家？企业家？离乡的地主们？渺茫而又无处不在的投资者？他们是能控制了他们的环境吗？不，他们大多数还是茫然的，并且没有一个人能解决他们环境中最首要的问题的，如战争和不景气。野心的政客们装作能预言的和全知全能的样子，给以各种自负的解释与诺言，但是，人力与资源依然是被冻结在机器的非社会性的情形中而使人们无从逃脱。贩卖者为了贸易的阻挠、心理法规的干涉、不合理的竞争、重累的捐税和苦恼的劳工问题而承受挫折。民主资本主义无法处理其资产与技术以保证人们选富裕的生活，而不可避免地产生了不安、冲突与仇恨。

社会目标的完成，为了现社会的"大量现象"（mass-phenomena）而更增加其困难——大量的人口、大量的生产、大量的压力从日常生活中培养起人们的种种偏见，促进经济制度与人间关系的非人格化（depersonalization）。这种非人格化的现象再加上自由企业中金钱利润的特性，阻止了社会的进步。这种过程促成了惊人病态的社会，其特征如农民们为了负责而被奴役和空无所有，经常失业的恐怖，青年们出路萎缩等。这些缺陷形成人们基本安全的严重威胁，且不管人们是会因此而易致心理疾病，也不计人们的社会地位。焦虑（anxiety）扩大了并且引起了人们更利害的仇恨，宣传替代了教育，傀儡式的态度（incubatormade attitudes）替代了自发的思想，恶意的空谈替代了事实。在他们无助的情况下，人们转向于宗教式顶礼膜拜和成为"机器人"。心理卫生可以指出一条更健全、更现实的途径。而真正民主主义下的心理卫生工作更在于增进人类自我实现的能力，并帮助人们作控制其环境的新斗争。

我不惮烦地引用这段话，是有深长的用意的。作者是在美国文化下成长的专业医师，"科学至上"的传统多少是存在于他的血液中的，但他对于现代美国文化的病态因子是体验到如此的亲切而透彻，这不能不说是他所从事的心理卫生工作给他的启示，促醒了他的自觉。自然，这样的觉醒不仅是从事心理卫生的工作者才能体验的，最近罗斯福总统的私人代表威尔基先生聘问我国，在他将离开重庆前向我全国民广播中，不也是瞩望我们"……避免我们（美国）因工业发达而带来的各种流弊，例如社会收益分配不平均而形成之工业专制等"吗？不过，一个人要是坐在心理卫生门诊室或是置身于精神病院时，他便经常地被事实迫着去认识社会文化的某些病态因子是怎样地在噬啮人们的心理健康了。他在心理病态的诊断和治疗中，又将痛心疾首地感觉到某些文化的病态因子是需要加以扬弃和改造了，所以我们不能不承认心理卫生工作是发现文化的病态因子的一种最锐敏的触角。

神圣抗战是我们检讨我国文化及决定将来的文化计划的千载一时的机会。只有建立了健全的文化计划，才是最有效地消灭心理病态和保持心理健康的快捷方式。这不仅在我国文化发展史上，即使在世界文化发展史上也是最值得珍惜的时间。在战后世界文化改进运动中，我们不再是附庸而是有力的共同工作者，对于未来文化发展的动向问题，我们不能等到战后去考虑。各国文化界的有远见的人士们，已经在热心地讨论着战后世界重建的问题了。我们现在应该对这些文化改进的问题有充分的认识与了解。心理卫生工作实在是可能贡献一些重要的参考的。

五、从心理卫生的立场来讨论建立
民族哲学和精神动员

　　这次我们全民族坚持了近五年之久的抗敌战争，其在历史上的意义，还不只是单纯的军事上抗敌，它应该更庄严地被理解为有着悠久历史民族寻求新生命的转折点，正因为它是整个民族新生的问题，所以它的内容不只是军事——自然，在目前军事是首要的，而同时是让我们对于我国整个文化施行重检讨的机会。不久以前曾经有人提出过建立新民族哲学的问题来讨论，这实在是一个不容忽视的呼声。

　　再就抗战过程本身来说，现代战争是整个国力的战争，战争结果的决定不仅系于疆场英勇的争夺和后方物质的供给，而国民的抗战意识也成为决定战争胜负的因素——法国这次在大战中的崩溃是最明显的例子。所以在我们这次神圣的抗战中，政府当局不仅具体地提出全国物力的动员计划，同时更顾到精神动员在抗战过程中的重要性而训示国民以精神动员的纲领。

　　谈到建立民族哲学的问题，其主要目标不外检讨我国文化的历史和现况，及其演变的经过，然后区别其在现时代意义上的得失而决定其将来应有的趋向，使我国文化成为现代的更进步的社会迫力而以崭新的姿态配合到现代世界文化的洪流中，成为推进人群福利的动力。至于精神动员的意义则为彻底革新国民的心理习惯，增强国民为民族、为人类求自由求解放而奋斗的抗战意义，以期人人有健全的人格（personality）。在抗战过程中无论是以之应变或以之处常，都能发挥最大的效率。从表面上看起来，这两个问题似乎是两件孤立的事实，但从实际上说，特别是从心理卫生的立场来说，这不过是一个问题的两面，这个问题就是"国民对于文化变迁的新适应"的问题。

一般的心理学多告诉我们心理现象的生理基础，他们研究在人类心理现象中肌肉和腺是怎样反应着的，只不过这些研究的前提是建筑在生理的"自然人"的立场上的，而这游离了社会并且超脱时代文化影响的"自然人"是我们很难想象的。正如罗素在他所著《不平等的来源》（Rousseau, *Origin of Inequality Modern library*，p. 169）中所疑问的："用什么实验才能发现自然人呢？又怎样在社会中来做这些实验呢？"所以仅凭生理学的研究来了解人类心理现象是不够的，因为人类心理现象是彻始彻终在社会中生长，又在文化中发展起来的。一般的社会学家客观地来研究各种文化的起源与演变，比较各种社会制度的形式与本质，但是某种文化究竟对于人们主观心理上的影响是怎样的，意义是怎样的，这又是他们很少机会来了解的了。

心理卫生研究的对象，一面是现在正在对于人们施着迫力的文化现象，一面是正在文化中生活着的个人。他们要了解人们是怎样来对文化环境作心理的适应的，他们的主要目标：消极地在于矫治或预防这生活在文化中的人们的心理上的疾病——从轻微的心理失调到严重的精神病，和行为上的失常——以轻微的行为过失到严重的反社会行为，而积极地则在调整社会文化与个人心理的适应，使个人有健全的人格。所以人格的研究是心理卫生中最基本的问题。至于人格究竟是怎样形成和发展的呢？这个问题的简单的解答可以说人格的形成是由于三个要素。

1. 个人的生物机构（biological equipment）。这是个人存在的最基本的条件，没有这生物机构，便没有人类品格。不过这等机构的个别差异很大的，这也多少影响了各个人格的差异。例如各个人感觉器官感觉的不同，影响了各个人格机警性（alertness）的不同；因联合通路的差异而形成品格复杂性（complexity）的不同，因神经腱膜的渗透性的差异而形成品格可塑性（pliability）的不同；因为动作表现程度的差异而形成气质（temperament）的不同等。这些多由于生理的属性，是人格中比较常住的部分。

2. 文化的要求（cultural demand）。人类一生下来时是不能自助的，他的一切成长和发展的趋向多为他所生的社会文化所制约。文化在他的发展过程中，不断地施以迫力，使他的品格成为某种文化下的定型。如风俗、制度和道德禁忌的教条，于潜移默化之中规范了各个人的思维与动作。

3. 个人吸收文化的选择过程（selective process in the ab-

sorption of culture)。

　　同一文化所加于各个人的影响是不一律的，在各个人心理上的意义也是不同的。因为没有两个人所生长的环境是绝对相等的，因此各个人没有同等的生活经验。各个人的生活经验，特别是早年的生活经验，决定了他们对于文化选择的态度，这也就是人格的主动积极性——人格不单纯是被动的反映。人格推动文化的变革性就在此。所谓健全的品格，便是这三方面能有调协的、和谐的发展。生物机构的缺陷或贫弱，固然造成病态的品格；文化过时或受了外力的冲击而引起文化本身的内在矛盾也会使人格失掉了平衡；个人过去的经验不健全或有所谓"创伤性的经验"（tramatic experience）也会使个人在心理适应上发生困难。心理疾病和行为失常都是这些病态品格发生了适应上的困难的表征。所以近代精神病家们逐渐地把他们的视线由门诊的病人转移到病人们所生活的文化环境，他们致力于"文化与心理病态"的研究，如 K. H. Horney 的 *The Neurotic Personal of Our Time*，他们注重"文化品格的平衡"（culture-personality balance），如 J. S. Plant 的 *Personality and the Cultural Pattern*。

　　所以在心理卫生方面的研究，他们在探究：各种形式的文化是怎样演变、怎样发展的？到了现代是哪些不健全的文化因子，因为时代的变迁已失掉了积极性，因而造成人们心理上的冲突？应该怎样来系统地改造文化，即所谓"意识的社会策划"（conscious social planning）以减少其加于个人心理上的重负的紧张？另一方面也得探究个人品格的成长与发展，文化迫力在个人心理上的意义是怎样的？个人是否因为其生物机构上的缺陷或过去经验上的缺陷而致不能适应文化的要求而崩溃？应该怎样使个人对于自己的品格有适当的领悟而对文化要求作目的的顺应（purposive adjustment）？只有对于这些有近于真理的问题的了解，才能指示人们养成健全人格的途径，才能矫治或预防心理适应的病态。

由此我们可以看出心理卫生的研究，可以使我们在清算我国现代文化时得有客观事实的根据，使我们的文化改革成为一种意识的社会策划，使我们讨论建立民族哲学时更有科学的基础。至于精神动员方面，其纲领与目标已由政府公布，这是具体地说出了国家在现阶段对于国民的要求。不过我们要知道，颓废的意志和腐败的行为不只是道德的说教所能克服的，正如一个精神病人在害怕时，我们怎样证明给他看环境是根本没有使他害怕的东西存在一样是无济于事的。病人的害怕有特殊的意义，意志的颓废和行为腐败正是轻微的心理病态的病征，我们应该用心理卫生的原则与方法来了解他、治疗他。所以精神动员虽是一个政治的要求，但有效地执行还赖于心理卫生的科学的方法的帮助。

无疑，健全的文化是国民心理健康的必要条件，而健全的国民品格又足以推进文化的进步。这些有赖于科学的心理卫生方法的应用与推广。

六、什么是神经衰弱？
——在中央卫生实验院、沙坪坝青年馆
合办心理卫生讲座演讲

定期的心理卫生讲座，在国内可以说是创举。它的目的是想把心理卫生的科普知识通俗地介绍给社会，来帮助一部分人士作预防心理疾病增进心理健康的努力。我们在第一次的心理卫生讲座中选择了"什么是神经衰弱"来作为讨论的课题是有着下面三个主要的原因的。

第一，我们最近曾经在两个性质不相似的青年团体中，举行了心理问题的团体调查，我们发现了他们最普遍的心理病态问题多半是属于神经衰弱一类的病征的。自从我们举办了心理卫生咨询的工作以来，接着不少从各地各种职业中发来的咨询函件，他们所咨询的病态问题也多半是属于所谓神经衰弱类病征的。这些人们承受了这等病征的困扰和磨折，走遍了门诊和药房，还是怀着苦痛的心情认为没有人能了解他们的痛苦。同时在医学文献上，也有不少的报告说这些病征在战时社会中更为普遍。所以我们认为神经衰弱这个问题在战时不但有其普遍

性，就从社会的立场来说，也是一个严重的问题。

第二，中国是曾经被认为推销安度赐保命、维他赐保命一类药品最广的国家，而报章杂志的角落里也可以常常发现一些带有诱惑性或带有威胁性文字的商品广告，不是什么艾罗补脑汁、安选迪生健脑器，便是散拿国瑾。从他们作为广告的所附的病家函件看来，也可以看出是有过不少的人在这方面花过了不少冤枉钱的。总的来说，他们在推销这等药品时所号召的不外是补脑补肾，而有研究表明，他们所罗列的病征也不外是神经衰弱所表现的病症。从科学的立场来看，所谓神经衰弱既不是由于肾亏，更与脑弱无关，可是少数昧良心的药商医师只图牟利，却不知无形中侵蚀了患者多少的时间、金钱和健康，特别是在战时物资缺乏、药品来源困难的现在，我们在学术和社会的立场上为国民健康设想，我们觉得应该来科学地谈一谈神经衰弱的问题，以揭破这些昧良心图财的骗案。

第三，神圣抗战发展到现在阶段，是需要每个国民更提高个人的意志能力，来克服各种因为战争而引起的困难的，可是神经衰弱症所表现在心理能力方面的病症，却是很严重地削弱了个人的意志力量。我们可以说社会上一部分颓废萎靡的生活的焕然一新，是有赖于神经衰弱的预防和治疗。

一般所称神经衰弱（neurasthenia）在精神学的分类上是属于官能神经病的（neurosis）。在 1776 年苏格兰医师苛伦（Collen）曾经描写过一种神经病，他说这种病并不是因为神经细胞和神经系统有什么病理的变迁，而是由于机能的失调，所以认为是官能神经病。一时许多医师们把在身体方面找不到病理根据的疾病，都归纳入这个名词之中。例如现在我们已经知道由于内分泌腺失调的甲状腺肿和肌肉痉挛症在以前都曾经一度被称为官能神经病，后来医学家们又慢慢发现所谓官能神经病在病原上说起来，多半是由于心理的原因而来，所以杜波依斯①（Paul Dubois）又名这病为精神神经病（psychoneurosis）。到了近代，许多生理学家们把人类情绪活动在身体方面所表现的反应研究得更为透彻了，他们发现我们情绪活动时，例如说我们发怒时，这时候不仅在我们心理的主观感觉方面有愤怒的情绪状态存在着，同时，内脏的机能也因为交感神经的失掉平衡而发生变态的活动，所以说在发怒时，人们的食欲会减退，消化也不良了。食欲减退和消化不良虽然是身体方面的病态现象，但在这种情形之下，其病原却是由于情绪活动的结果。这时要是检查病人的身体，自然在生理方面是找不到什么病理的证据。所以在最近美国精神病学权威迈耶②的新分类法中，把以前称为官能神经病或精神神经病的统名之为轻微心理病态，这样的分类不仅是简单明了，并且也真能把这类疾病的病原方面的特征在名称上显示出来。神经衰弱便是这种轻微的心理病态的一种，也可以说是因为心理不健全而引起情绪失常的活动所表现于身体方面的一种病态。这种病的发现并不是新近的事。早在 17 世纪时在欧洲大陆上，这种病便经常磨折法国宫廷里不少的贵族们，他们当时对于这种病是没有什么科学的认识的，都通俗地

---

① 原文"杜波氏"，今译"杜波依斯"。——特编注
② 原文"梅耳"，今译"迈耶"。——特编注

称为 vapeurs，意思是说一股气。到了 1878 年，美国医师比尔德①（George Beard）很注意这类疾病的研究，在他 1880 年所发表的论文里才正式名为神经衰弱。到了最近，正如上文所说，渐渐知道这类病都由于异常的情绪活动的结果，于是也有人开始将其称为焦虑状态（anxiety state）了。

关于神经衰弱的病征表现，可以从主观与客观两方面来说明，而主观感觉方面的痛苦，在病征上尤占重要的地位。所以在门诊时，对于这类病人，医生往往需要很大的耐心来倾听他们对于病征的诉述。他们诉述病情不但十分详细，而且对于病征的表现，往往多夸张的叙述。常有这类的病人在看医师时身边带着一张小纸，上面详细列着头痛、腰酸、失眠、盗汗等一类的病征，他们的冗长的口述还不足以说明他们的病情，所以法国精神病学家沙可氏称这类病人为"身边常带着一张小纸头的人"。应付这类病人是相当困难的，因为他们非常敏感，你是对于那冗长夸张而不必要的诉述表示一点厌倦的时候，他们便会带着愤恨而失望的心情离开门诊。这等病人往往是出了这个门诊又走进那个门诊，离开这位医师又去找那位医师，结果还是埋怨没有一个人能了解他的病情的。

在心理状态方面说，这类病人非常容易激动，而情绪上一个小小的波动，又使他们很容易感到消耗得精疲力竭似的，所以比尔德②称这类病为"容易激动的弱者"。憎厌、愤恨和怅惘空虚之感，往往会无因无缘地整日地噬啮着他们的心。送报的

---

① 原文"庇尔得"，今译"比尔德"。——特编注
② 原文"庇尔得"，今译"比尔德"。——特编注

人把报纸卷起了一点皱纹，一只苍蝇爬上墙壁，都会使他们气愤半天。要是遇到一点不如意的事，那么他们的愤怒会像狂风暴雨发作起来。风暴虽然过去了，还是永远见不到晴天，他们立刻很疲乏地又沉到悲凉落寞的深渊里。就是对于他们高兴的事，他们一开始也是夸张地感应，觉得过分的高兴，但一会儿就会觉得这高兴累得他们疲乏了，沉郁立刻又来袭击他们了。一般地说起来，他们的情绪总是在忧郁的那条水平线上浮沉着，也容易有起伏，而且起伏的摆幅非常巨大而趋于极端，变化十分迅速。不过经常的状态还是忧郁。我们在文学作品里常读到这样的描写："无名的怅惘"，"心头挂着一块沉重的铅"，这正是神经衰弱者的心境。我们常常责怪那些无端消极悲观的人们的牢骚哀怨为"无病呻吟"，其实他们多半是神经衰弱患者。在心智能力方面，这等病人正如表现在体力方面一样，就异常地容易疲乏。最明显的是注意力不能集中和不能持久，刚集中注意于某种事物，立刻注意力又飘忽了。从他们的谈话里，这种现象也可以明显地看出，特别是有些智力较高的病人，偶然也可以从他们口中迸出一两句含有哲理或者说是很俏皮的名言，可是他们的话永远像格言似的一句两句而已，他们不能有联系的、有系统的谈话，他们的注意力像饥饿的狗的鼻子那么不固定。因为注意力不能集中和不能持久，所以对于事物印象的登记也便十分模糊而不牢固，待需要复忆时，他们便再也想不起来，于是这等病人十人中便有十个人诉述记忆力衰退的。他们要是读一条很短的新闻，往往要反复几遍才能理会其中的意义，一个名词、一个数目更像一只灵活的麻雀逃避猫的侦察似的那么不易于把握了。但是要他们说说与他们情绪状态有关的往事，那么10年、20年前的苍蝇之微的小动作，他们却能历历如数家珍，说起来头头是道，毫厘无失。到了这时他们的记忆力一点也不坏了，也不容易疲劳了。所以这类病人不能看几十分钟的书，不能批阅半小时的公文，但是能够整夜地"摆龙门阵"。因为注意力、记忆力的显著的病态，所以补脑药品市场活跃起来了。其实，病人沉浸在自己心理问题的困难中，所以他们不能集中注意于应注意的事物，不能记忆所应记忆的事物，在他们所谓"智力"方面，或者科学一点地说心智能力方面，何尝有什么亏损？更何所用其补呢？真的脑部要是有了体质上的损伤，可以说是无药可治的，更不是艾罗补脑汁一类药品所能为力的了。

神经衰弱的患者也常常诉述头痛，但是要追问究竟是怎样觉得痛呢，他们便会说出那只是一种不愉快、不正常的感觉，而非真正的痛。譬如说吧，他们常觉得像有虫子在脑里爬，更普遍地说是像一个铁的圈子箍在头上似的，沙可氏称为这是"神经衰弱者钢盔"。有些病人会说脑子像要胀破脑壳似的，有的病人却又说脑壳里像是空无所有似的。因此这等病人常疑心自己得着脑瘤或梅毒入脑等症，其实他们很少在兴奋时间头痛的。一个人独自闲着，拿起一本书，或是遇了困难，那便是他们痛得利害的时间了。这就是说头痛在这等病人，往往是下意识地逃避个人心理困难的一种推诿的方法，不过这个心理过程在病人自己多半是不自觉的。他们也常觉头晕，可是真正因为内耳血液流行的变异而使耳前庭过分激动而影响平衡器的失调所致的头晕是很少的。当你要追究他们头晕的病情时，他们多半不过是说忽然一阵觉得软弱，突然眼前发黑，两腿发沉或是说两腿做不了主，所以他们诉述的头晕很少有永久性的。

　　要是听到这等病人诉述失眠时，最好不要依照字面来了解失眠的意义。无论他们是说：一夜里一刻也没有合上眼，或是说整夜他都听到每一刻钟的钟声，可是实际上他们只是睡眠不深，或难以入睡，或睡易惊醒，或多噩梦和梦魇的搅扰。甚至有时睡眠的时间和深度都很正常，可是一醒来，还是像疲乏得没有休息一样。还有病人认为睡一会儿比较没有睡以前更疲乏的，在白天的时候，他们总是昏昏沉沉地想睡，天一黑，他们又兴奋起来了。欧本亨（Oypenheim）说："夜是神经衰弱者的敌人。"在几个心理治疗的个案中，我们时常可以很清楚地看出病人们这种失眠的心理过程。睡眠在心理方面最重要的条件是对于环境失掉兴趣。能引起学生兴趣的教师，不会在他的课堂上发现打瞌睡的学生的。神经衰弱的病人们往往因为自己心理上的问题不能面对现实，心理的困难阻碍了他们对于环境发生兴趣，他们的容易憎厌容易愤恨，也不过是让他们要有理由来逃避这个环境罢了。在白天里现实是那么明朗地摆在他们面前，他们要逃避这些刺激，所以昏昏入睡，但是睡眠一深，意识的压抑作用会变得很软弱，一切违反现实的欲望和行动会乘机揭竿而起，所以无形中他们又时时警戒着自己不敢深眠。这就是他们不能深眠或是在睡眠中不能得到完全的休息的心理原因了。一到天晚，环境藏到夜的黑幕之后了，人们都休息了，这时才是神经衰弱者的世界，他们可以无顾虑地走入幻想中去。

　　为了在心理上要逃避他们认为憎嫌的现实，所以无形中他们的注意力更集中到自己身体的变化上。他们感觉的方向和我们常人正是相反，我们的感觉器官是时时在体验准备着适应外来的刺激，而在神经衰弱的患者们却是时时体验体内的感觉。血球经过了网膜的微血管，泪腺的上皮性细胞的脱落而引起网膜上的知觉。这时病人便诉述眼前常有小点在浮游。耳腔内空气些微的震动，他们又说耳里有奇性的声音。这种敏感，使他们特别畏惧外界的光和声的刺激。他们常觉身体各个部分有各种特殊感觉，这可能是内脏的蠕动和动脉舒缩所引起的感觉，这等感觉并不能说是病态的，我们常人也同样有这种现象，不过我们的感觉方面是外向的，所以平日不注意到这些体内微细的变迁。如果我们是怀着很深的信心来打禅，或者专心一志地学静坐，那么我们也会体验这种感觉，并且附会为什么"丹田之气上升"，"脑门清光照澈"等怪诞的灵感。这种奇异的感觉还不限于内脏感觉方面，甚至在皮肤软膜、肌肉和骨关节都有这种异常的感觉，再加上病人的渲染夸张，便成为病人们常诉述的身体各部位的痛觉了。他们说起这种痛觉的难受是一直没有停止的时候，可是我们再看看他们健康的仪表、面部的表情，我们又可以发现和那些真为这种痛觉所困扰的人们是没有一点相同的。由此我们又可以判断他们讲述病情的正确性了。苛拉瑞兹（Kollereads）在这一方面的发现是很有趣的，那就是说这等病人常说有关节痛，可是在休息的时候反而痛得厉害，一到动作时，他们的关节痛却减轻了。他们的痛觉常常是受情绪状态支配着的。

神经衰弱患者在性生活方面所表现的病征是最值得注意的了。不仅那些补肾药品、补肾药针是靠着这类病征来诱惑病人、威胁病人，甚至过去精神分析家们也认为手淫，不满足、不完全的性行为或性行动的过分压抑是神经衰弱的病因。我们要是在门诊时也确实可以发现这类病人在性生活方面表现着性感的易于激动及能力的易于疲乏和衰竭。所以在街头巷角揭贴的传单上和报章杂志刊载的广告上所罗列出病征如阳痿早泄、女子的性感冷淡也就很普遍地流传着，而药商们也从此利市百倍了。其实神经衰弱患者们的性感易于激动，并不是说他们的性欲强，而是他们容易为外界的刺激而激起性的想象。因为想象太多，所以妨碍了他们达到正常的性的满足。至于容易感觉疲乏和衰竭，也是神经衰弱者在体力方面通有的现象，并不专限于性能力方面。要是问色情思想为什么容易激起，那和病人们白天的趋向于昏昏欲睡是一样的心理作用了，因为只有色情的想象才是最强烈的足以排除其他苦痛的心理问题的利器，这也就和人们用酒来消愁恨的作用是一样的。色情的想象于是成为这等病人逃避心理苦难的堡垒，也就因为这等病人性感的激起并不是由于自然的冲动，所以在时间上说，他们是经常地、持续地为色情思想所困扰。到了实际发生性行为时，这等想象又为事实所粉碎无遗，性能力突然失掉冲动迫力的支持，加之色情思想违反病人平日的教养和认识，容易引起他们道德上的恐惧和罪恶之感，所以更加速了他们性能力的疲乏和衰竭感觉。这种病态的来源既由于心理问题所引起情绪的不稳定，那么，又哪能是一两针赐保命所能有效的呢？

　　至于其他在循环、消化甚至呼吸系统方面所表现的机能的病征，也多半是可以用情绪的身体反应来解释的。

　　综上所述，我们可以看出神经衰弱的真因是在病人心理不健全而发生的情绪的搅扰。说到这里，有人会怀疑，这等病人为什么有时确实可以因为注射一两次药针或服用一两次药品而病态减轻呢？这是因为神经衰弱的患者们非常易于接受暗示，只要病人对医师或某种药品有着高度的信心时，那种暗示的力量是可以暂时地、治标地稳定病人的情绪，从而病征也暂时地呈着缓和或减轻的趋势。例如这等病人有时服用少量的神经镇静剂如鲁米那，便立刻觉得病势减轻。可是稍有医学常识的人都可以知道，那么少量的镇静剂根本上并不足以引起任何生理上的变化。所谓见效，并不是药物本身的效力，而是服用药品的暗示力量所加于病人心理状态的效力。又如多年前曾风行一时的尼凯尔①（Nichel）休养疗法，在尼凯尔本人施行时，确曾收效不少，这是由于尼凯尔②能把握病人的心理状态而施以暗示力的影响。所以到了现在，便很少人能将休养疗法"如法炮制"而收尼凯尔③的功效的。可是这等暗示力究竟只是暂时地治标的，对于病人的心理问题并没有根本地解决。所以结果病人是常常地试服各种各样的补药或是经常地出入于各医师的门诊，以买得片刻的"治疗"。狡黠一点的医师、药商更鼓其如簧之舌不断地以暗示力量来维护病人以充实其"医囊"或"药囊"，病

----

① 原文"纳期儿"，今译"尼凯尔"。——特编注
② 原文"纳期儿"，今译"尼凯尔"。——特编注
③ 原文"纳期儿"，今译"尼凯尔"。——特编注

家时间、经济和体力的损耗又何曾是他们所考虑的呢？所以神经衰弱患者最根本的是先对于自己的心理状态和心理问题有客观的科学的认识，用心理卫生的方法来解决自己的心理问题，稳定自己的情绪。多余的药物的消耗，不仅是个人经济上一大漏卮，对病情本身也是毫无补益的。何况药物运输困难到如此地步的今日，哪容许我们作不必要的浪费呢？

七、战时难童的心理卫生问题
——组织部女子夏令营讲演稿

心理卫生工作的重要性，为了战争而更见增加，是非常明显的事实。即就学术发展的经过而论，近代的心理卫生学及精神病学研究，也是由于上次 1914 年到 1918 年间世界大战的影响，才由叙述的阶段而跃进于解释的阶段的。在残酷而惨痛的战争经验之中，人们亲切地感觉到战争不仅是焚毁了都市，践踏了农田，炸坏了工场和商店，破坏了这些物资的经济机构，并且，这些社会机构剧变，却也潜在地噬蚀工人们的心理健康，广泛地传播了心理疾病的种子。于是所谓"战时神经病"一到战时或在战后，都成了人们心理上的威胁。在战时，它固然可以在现代战术中直接影响了"人力的效率"而增加了战时设施的各种困难——自日俄大战时第一次引起人们对于士兵的战时神经病的注意以后，在上次大战中，在这次反侵略的世界大战中，据美国的《战时医事》和英国的《战时医讯》所载，所谓"心理医学"依然是战时医学的重要问题之一，而更严重的是在战后社会再造过程中，因心理疾病的蔓延而引起的许多社会问题——这些问题曾经是使欧美的社会有过苦恼的经验的。可惜，人类的文化，还没有能洗清少数人野蛮和愚蠢，侵略战火还能在现代世界中坐大而成燎原之势，逼得我们不得不扬起保卫文化的义旗，而展开消灭侵略战火的圣战。于是，这次战时和战后的心理卫生问题，也就很沉重地压到我们的肩头上来了。

本来，所谓战时的心理卫生问题，是非常复杂而又广泛的，如一般民众心理病的治疗与预防和心理健康的保持与增进。特别是荣誉军人的心理上的调护，美国在上次大战二十多年后的现在，每年还由国库担负巨大的款项来调护上次大战中患了精神病的士兵，而关于近代战时神经病的问题，也已有专家们整理出有价值的文献了。在这里，我只能举出一个大家将来可能注意到或是可能有贡献的实际问题来稍加讨论——那就是我所要说的"战时难童的心理卫生问题"。

战时的儿童保育，是一个有责任心的国家当局必然注意到的问题。在我们这次抗战中，政府和民间机关都曾捐过巨大的款项来组织各种保育儿童的机关，这等事业的推进并且已得到国际方面不少的赞助与称誉。关于保育难童，首要的自然在身体健康的维护，不过，这些儿童们在心理方面，几乎都受到过强烈的情绪上的打击和异常的社会的变迁的影响，很容易破坏了他们心理上的平衡与健全。所以在维护他们的身体健康以外，我们不得不更注意到的心理卫生问题。我们要是有过在心理卫生门诊或精神病院里工作的经验，或是从外国心理学家、精神病学家们在青年法庭、监狱及儿童心理指导所进行各种研究看起来，我们便可以明显地发现一些严重的精神病、轻微的心理病态、犯罪行为以及其他反社会行为，也正是由于这些和难童们相同的或近似的许多个人的、家庭的、社会的因子而来。所以我们在消极方面，为消除将来社会的隐患，而积极地为谋将来社会中心理健全的分子的增加，我们不能不说在保育难童的工作中，心理卫生问题至少是和身体健康问题是同等重要的。

上次大战时各国的病态心理儿童的问题，是值得我们引为参考的。那时无论在英法或德意诸国，犯罪儿童的增加，是普遍了全欧。1916 年 5 月英内政部官员在给全国法官们的公开信中，曾经说过根据 17 个大城市警察局的调查，1914 年 12 月到 1915 年 2 月 16 岁以下的犯罪儿童是 2686 名，而到 1915 年 12 月至 1916 年 2 月则增为 3596 名，其中尤以偷窃案增加了 50%，而赌博与殴打的案情也增加了不少。在法国，巴黎警察局和里昂、马赛两地方儿童保护会统计中，也发现 16 岁以下的犯罪男童在 1915 年有显著的增加，到了 1917 年 7 月特别制定了《战时孤儿法》来处理这些问题；柏林的犯罪儿童监视官和社会工作员在 1915 年的书面报告里，也要求社会注意到犯罪儿童增加的事实。在意大利，伯纳利在 1916 年 2 月也说过："许多光荣烈士们的儿子和士兵们的儿子是放回来了，为了残废而不能供给家庭的父亲们也来了，他们在战场生活中是受了不少心理上的创伤的，而许多母亲们又是一直在焦急与眼泪中受苦的，这些使将来犯罪儿童可能增加的问题，恶化到不能忽视的程度。"至于在苏联，儿童的游荡、偷窃和成为娼妓曾经是他们战后最感苦痛的问题。成千成万的难童啸聚在莫斯科，做出各种作奸犯科的事情；大批的女童在车站徘徊，成为娼妓的后备军。基辅战时救济会曾表示过对于这些儿童们束手无策。他们道德堕落，并且拒绝工作而沉溺于流浪生活，有的一直走到高加索、伏尔加和西伯利亚。冬季一到，他们走进了收容所，等到御寒的冬衣一到手，他们又逃了。这些现象还是只限于容易为社会所发现的行为过失的问题，而为社会所忽略的儿童心理疾病的情形还没有计算在内。可是各国对于这些儿童们的收容，当时只能做到维持生活，而所谓教育工作，至多不过做到简单技艺的学习，那些更基本更严重的心理问题，却一点也不去过问。于是，国家在形式上是延续了许多遭遇不幸的小生命，等他们走上社会时，国家却无形中反添加不少社会的隐患——反社会行为及心理疾病的蔓延。

近二十年来心理卫生学在学理上与实际上是有着不少的进步了。特别是儿童指导所和心理卫生门诊的普遍的设立，使研究方法更加科学化，对于儿童们心理病态和行为问题的机构的了解更趋正确。所以在治疗与预防的方法上也增加了效果。所以我们在现在谈到我国儿童保育问题时，我们不能忽视心理卫生的检查和治疗与预防的工作。

本来，一般从事于心理卫生工作的人们对于儿童生活在团体的寄养机关中一问题，有过不少不相同的意见，比较起来多倾向于悲观的论调。例如有人在精神病门诊发现许多有自我中心型的品格而同时又有行为失调现象的儿童们，往往都相同地在他们早年有过生活在婴儿院的历史。他们的心理特征是不能接受或给予情感，不能主动地和他人发生感情上的关系，而成为心理上的孤立。于是在行为上表现仇恨的侵略性、暴怒、遗溺、语言障碍、引人注意的行为、羞涩与敏感、饮食习惯的困难、顽强与反抗、自私、吮指、多哭，其次如过分热情或拒绝情感、被动的顺从态度、睡眠的困难、害怕、污秽、手淫及其他变态性行为等。甚至有人以为在像军事管理的寄养机关中，儿童们常发现发展上的阻滞现象，因为感情上的需要不能满足，个人得不到足够的爱与温情的抚慰，不仅在品格发展上，甚至在智力发展上也引起不良的影响。不过，据个人几年来在国内从事心理治疗的经验看来，我国近年来因社会机构的剧变，作为培养我们心理态度的家庭生活也起了极大的波动。所谓家庭生活在心理方面说，不一定如理想那样健全，许多心理病态的父母们无形中诱发了儿童们的心理问题，这虽在所谓受过高等教育的父母们有时也不能例外。所以团体生活的寄养机构，只要主持者注重心理卫生的原则与方法，那么也未始不是可以鼓励的。至少在学理上，未始不是一个值得实验的机会。而且所谓寄养机关的缺点，并不是不能避免。放过缺点来说，团体生活也有不少的优点，如培养儿童处群爱群的心理态度，和许多性格不同的人们来往也可以增进儿童们对于人间关系的适应力。所以在我国现在缺乏善良的寄养家庭的制度时，寄养机关也还是一个可采用的而事实上也是唯一的可采用的制度，不过在这等寄养机关的设施中，不得不更高度地警惕我们自己注重心理卫生的工作罢了。

现在一般从事于心理卫生工作的人们，渐渐觉悟到目前一般研究只注意到环境因子的机械的分析不足以说明心理上的动力原因。所以一旦应用到治疗和预防方法上来，便显出没有效力。现在逐渐注意到某个体在某时间、某情景中主观方面的心理需要，也就是心理张力和心理意义的了解。而这些动力因子方面的研究也逐渐放弃了搜求唯一的孤立的因子的企图，而趋向于多元因子的错综的解释。所以有人以智力、工作生活、性生活、社交生活和情绪生活等组织关系的失调来说明轻微的行为过失，也有人认为这是身体、冲动、气质和品格等相互干扰而发生摩擦的结果，而希尔黑在分析了604个犯罪儿童案情以后，认为是由于智力缺陷、一般的不安定、过易接受暗示和一般的迟熟的错综关系。所以不但问题的来源和动力因子是多方面的，而各种因子间的机能关系在各个案的发展中也不是一律的。个案研究法因此更为人们所重视而普遍地被采用。有一个比较周密的研究，是从下述六方面加以考察的：（1）一般的身体方面的情况，如身长、体重的差异，性发展的病态，视觉听觉的障碍，特异的体态，内分泌失调等；（2）发展的内科方面的情况，如早产或难产、多病或重病、中央神经系统的疾病或头部受伤等；（3）脑系精神病方面的情况，如断奶或排泄习惯训练时所发生的困难、遗溺、吮手指和咬指甲等；（4）心理测量方面的情况，如智商在90分以下、学校成绩太坏等；（5）品格特征方面的情况，如冲动而不稳定的动作、显著的自卑感、失掉常态的行为控制力等；（6）社交生活方面的情况。而据密查尔研究的结果，在这六方面的情况中，尤以品格特征方面更为重要。自然，这几方面的情况，在儿童的心理研究中，不一定能得到完全的材料，不过当他们生活在寄养的机关内时，我们可直接地或间接地从他们生活活动中观察到各方面的情况的。我们如能对于儿童生活各方面的情况有充分的了解，发现各方面因子的机能关系所决定的品格趋向，而后再施以适当的治疗或预防的工作，那么，不仅在实际上我们可以防止儿童们的心理疾病或行为过失，以消灭将来建国过程中的社会隐患，就在学术研究方面来说，这种研究的材料与结论也是心理卫生学上值得注目的贡献。

八、青年期的彷徨
——国立社会教育学院学术讲座讲演稿

在我们的心理卫生咨询工作中，曾经接到过一封几千言的长函，那里面有几句话使我非常感动，因为那不只是一个青年个人的诉述，同样的或是近似的话是常常会在我们那些咨询函件中出现的，这不得不使我惊觉着这些诉述在青年期的普遍性与严重性。那些诉述是："我深感到我的心理是异常了，我不能像常人一样地生活下去。我勉强地活着，勉强地做些事说些话，但我一直好像生活在另一个世界里似的。我愈来愈没有生的活力了，智慧更见黯淡。我莫明地恐惧着，忧郁着，但我一直找不出这些恐怖和忧悒的来源，要是这样发展下去，我真不敢为我的前途设想了……"

这些话是代表了一种什么心情呢？为了便于说明起见，姑名之为"青年期的彷徨"。虽说这个彷徨的心情便是心理异常，这自然未免说得太严重了一点，但真的"要是这样发展下去"，那对个人的心理健康倒是一个很大的侵害。为了这种彷徨的心情在青年期的普遍，我想借这个个案来多作一点说明。因为这个个案有较详细的自传材料，所以让我们更容易看出这种心情的表现与发展。

要具体地叙述他现在心理问题的症结与实况，最好还是引用他自己的话："我有着一般青年人所有的热情、正义感，而且非常强烈，非常容易鼓舞起这种情绪。当我看到荣誉军人教养院和保育院之类的机关，我常常不能自禁地被感动得流出眼泪……"所以他第一点便是感到"心灵非常脆弱，情感太容易激动"，可以说他常常感到自己是不必要地夸张了或是浪费了情感作用。如其说同情心是一种美德，那么，容易被感动便不应该被视为一个心理问题。他为什么却因有同情心而自苦呢？在这里不得不先提出所谓"情绪的成熟"一问题来讨论了。同情心的激发有些是导源于自我情绪生活中的近似的因子，有些是根据比较客观的判断。一个自小便失掉父母抚爱的人读着李密的《陈情表》和韩愈的《祭十二郎文》而"不能终篇"是一种同情心的激发；美国人在参战前为了憎恨法西斯反文化的暴力而"踊跃输将"地来救济欧洲的难民，也是一种同情心的激发。在这两个例中，前者多少因为自己是"过来人"，而后者却又多少是根据对是非的判断。自然在日常生活中，当我们的同情心被激发的刹那，这两种因子是很难严格区分的。不过一个情绪成熟的人是能比较客观一点来处理自己的情绪生活，并且比较能把自己从个人情感经验中解放出来而理智地出来应付生活环境的，从而受情绪的刺激而后所发生的反应也便不同。他不会"于事无济"地在自己的情绪上兜圈子，而是积极地补救事实或改造事实，使被同情的对方得着实际的帮助。所谓"心灵脆弱"和"情绪容易激动"，其在心理上的动因是很多的。最普通的便是情绪不成熟，环境里起了一点波动，立刻便"借他人的牢骚，消自己的块垒"，所以他又说："整日的，心灵被禁囚在绝望与落寞的深渊里，看不到温情，抓不着友谊，像跳上岸的鱼似的挣扎着生存……"不过在这里，我们应该特别指出他心理上因为情绪的不成熟而产生的另一种心理上的矛盾。那便是在一方面说也是非常地需要所谓"温情"和"友谊"，可是在另一方面，他又不能跳出他自己情绪生活的圈子，于是逐渐地离开了人群，离开了现实而以自我为中心，不仅自己筑起了许多现实生活上的墙，并且更阻碍了他去取得他所需要的温情。所谓"看不到""抓不着"，实际上并不是"人世间没有温情"与"友谊"的存在，而是他自己筑起的墙，使他"看不见""抓不着"罢了。这样发展下去，很容易形成心理生活与现实生活脱节的现象。这一现象是相当严重的，许多所谓心理的失常，正源于心理生活与生活实践脱节而来。有这种趋向的人往往有一个共同的特征，那便是过分地强调所谓理想的生活。

本来理想生活，是一个有思想有知识的人所应有的。因为它是我们生活的原动力，特别是我们生活环境发展到应加扬弃应加变革的时候，有了理想的境界，使我们对于现实生活的改造更具体些，同时也使我们对于生活的奋斗更添些勇气。一般人所赞美的知道的精神，也便是追求理想生活的能力与勇气的表现。不过这里所谓理想是彻始彻终地孕育于现实生活，针对着现实生活所雕琢成的改革现实生活的模型。而在心理生活与生活实践脱了节的人们，他们虽然也一样地在"不可终日"地想象所谓理想生活，实际上却只是因为心理上的困难而逃避现实的一种幻想。只有幻想才能是不顾现实或超越现实的，这对于自我中心而在自己现实生活里筑起许多墙的人们，正是一个最适当的逃难所。所谓"天国"或是"西方极乐国"，也不过是这等幻想的具体的描绘而已。于是身体寄存在现实生活里，而主观的心理上的感觉却如同"生活在另外一个世界里"了。但现实生活是无情地迫着他们来适应的，所谓彷徨的心情，也就是说心理适应上的困难便发生了。他有几段话是很能如实地描写这些心理困难的："有时我想得很美丽，而一触及现实便感到棘手和不快。""我常感到压迫似的难受，不能顺应生活，丧失了青年活泼的生气，由此而感到孤独产生自卑自怜的心理。""世间好静的人自然很多，在我虽静而并不'好'，欲动而又不可能，这种矛盾，造成我心理上极度的痛苦。""我一直被环境支配着，而自己不能影响环境，更谈不到创造环境。我觉得我内心的冲突是我高尚的灵魂管束不了下级的想念的结果。""在我人格上有许多矛盾，我想得总是纯洁的，但常常又有卑下的念头来破坏我的纯洁。"这些便是所谓彷徨心情的内容了。

我们不能忽视这种彷徨的心情。无论在中国或在外国，你要是走到精神病院去看看，你会发现一种病人人数的百分比最高病的迁延时间最长，而在治疗方面又是最没有把握的，医师们可以告诉你，这等病人最显著的特色是对于环境失掉兴趣而有极丰富、极怪异的幻想，最后幻想的壳越来越厚，病人在外表上便呈现木僵的状态。以前因为这等病人往往是青春期左右的少年人，所以称这等病为少年痴（dementia praecox），后来因为这等病人在年龄上的差异很大，并不固定在少年期，所以不如用临诊上的特征来命名较为正确。现在通用的名称是分裂性精神病（schizophrenia），因为这种病态的形成最主要的总在于病人情感与理智的分裂。换句话说病人不能有统一的心理生活了。这种病的发生，往往不是突然的。病人的病历上会告诉你病人自小便因为生活上不健全的因子养成他自我小心、逃避现实的退缩态度，所以这等病人病前的人格特征往往有很多"内倾"的品质。我们在这里所说的所谓彷徨的心情，在这种病人的病态是可以找到不少的材料的。自然，我特别要说明以免误会的是我并不是说现在有着彷徨心情的人将来一定都是分裂性精神病人，因为分裂性精神病在病原方面也还没有一致的定论，除了上述病前心理特征以外，还有许多遗传及体质各方面的因子是值得考虑的。但是当分裂性精神病人在得病以前，那时他自我中心、逃避现实的生活态度，一般人也只视为个人个性或气质的问题，谁也不会想到后来木僵的悲惨结果的，所以我们固然不必以自己的彷徨心情而过分地忧惧恐怖，因为这种忧惧是会更加深情绪上的内向与孤僻的。但是我们对于这种心情应该及早地警惕而加以心理卫生的处理，否则那发展的前途真是不能想象的。至于这种自我中心、逃避现实以致心理生活和环境生活脱节现象的来源，我们也可以从个人的生活史上去追溯，这也不是一朝一夕而突然降临的命运。生活史上不健全的环境因子，特别是童年家庭生活上的失调往往是这等现象的主因。再详细地分析其生活经验，我们更可以发现这等现象的发展和彷徨心情的来源。个人的生活史虽然没有两个人可以绝对相同的，但大体上说那些不健全的因子都是近似的，而发展的趋向也是大同小异的。现在且再看看这个个案的自传材料吧！

　　我在家乡，自小便是孤陋寡闻的，虽然我在那儿住了20个年头，但家乡的一切对我依然是陌生的。

　　谈到对于过去生活的回忆只是一片空泛、冷落与寂寞而已。

　　父亲是个小商人，为人懦弱，不进取，喜欢打牌饮酒，曾经还有过鸦片的嗜好，后来为了经济的关系，总算是戒除了。记得自小和父亲是很少讲话的。母亲的体格一向很羸弱，有肺结核病，平时非常容易发怒。常常埋怨她的环境，特别是父亲的无能和穷更是她悔恨她婚姻生活时的怨词。虽然她也很干练、勤俭和诚恳，但也是心灵脆弱，感情容易激动，一遇着生活上的困难，她便是哭泣、焦急和悲伤……

　　想起童年，家庭生活是太平凡太枯寂了，像死水样的静止，永远看不见些微的波漾。父母，尤其是父亲，只是养我而从不教我，不知道怎样启发我，似乎从没有想到有一天会要到社会上去而培养我应付社会的能力，在那漫漫长夜的童年里，我一直感到孤寂的重压。我无声无息地待着，没有小朋友和我玩，父母也不鼓励我去玩，我自己也不想去玩了。我从不要求父母我自己所需要的东西，日子一久，我自己甚至也忘了我自己究竟是需要些什么。我一直是"内向""退缩"。

从小我便不爱说话，不应该说是不会说话，一向也不容易交朋友，常爱睡着幻想。到了一个陌生的场合里，我总觉人家瞧不起我，于是我消沉了，让许许多多找自身的缺点在我脑中盘旋，我便更自卑更消沉得没有丝毫活力了——现在我就是深深地沉在这种境地里，即使在娱乐、工作的时候，我也无法抹掉我心头这层阴影。

记得在 19 岁时我参加了学生集中训练。从那时我第一次发觉我是太孤独了。以前我一向孤独惯了，我没有想到我是孤独的，一旦置身于集团生活里，我才自觉。于是我渴望友情，但是我不会和人家做朋友，友情永远像天边的月亮，使我无法接近它。在学校里我不会运动，我不懂音乐，我不会"胡闹"，但是我渴望着我能会这些。

我从没有任何宗教和政治的兴趣，基督教虽是常听到人讲起，但是我没有被讲道的人感动过。《圣经》里的故事对我只有觉得荒诞，牧师的脸使我想到虚构。但我敬仰学者的风度，那些严肃的、深刻的、诚恳的态度。我常觉我的灵魂就是我的上帝。我十分为高尔基的《母亲》中几句话所感动："他们虽则不谈基督……可是在她看来他们是依着基督的教训……"

我厌恶集团生活，我需要一个安静的家，让我在疲劳的工作之后得着充分的休息与慰安。像家里面当一阵枪声响过以后，房间里只有瑞钰和觉新。"呀！多清静呀，只有现在才是我们的世界，没有旁的人来搅扰我们！"我希望永不曾有旁人来搅扰我……

在这些所引的他自己的话里，我们不难看出来灰暗的、冷落的家庭环境，懦弱的、忧愤父母的性格早就在他的童年时铸下他以后自我中心的性质了。在这里我们的建议是：

1. 了解童年生活经验所给予自己心理上的影响，再看看现实的周遭，已经不是那灰暗的家，把自己从过去的家庭所给予的心理的影响中解放出来。改变早年在家庭中所养成的一套生活态度。

2. 要生活在人群中，把已经集中于自我的兴趣转移于日常生活所接触的那些人，相信处人处群的能力，可以因为训练自己、改变自己的生活态度而有增进的，那并不是命定的个性。多参加团体活动。

3. 多了解自己的环境，不管是什么理想和计划，一切得紧贴日常的现实生活。提起面对现实的勇气。生活实践中的困难，得从生活实践中去求解决。"天国"要从日常生活中去寻求。

4. 建立正确的自我估量，除了改变自我中心的态度而外，别怀疑自己的能力。因为所谓能力，在获得稳定、成熟的情绪生活以后，是可以由修养训练而有进步的。

能这样理智地纠正自己的生活，所谓彷徨心情是可以清除的。

九、男女之间

    精神分析学派曾经把心理病态的原因，归究到性与仇恨的本能。弗洛伊德本人原是在严格的实验科学训练下的神经学家，所以他的学说的根据也完全建筑在客观的经验的事实上。他当年之所以不顾社会的传统观念与一般人的笑骂而大胆地提出这种学说来，也就是因为有着这点科学上的自信。不过我们对一个时代先觉的学说创始者不能希望得太多，我们不能希望他一下就把整个真理无尽藏地发掘出来贡献给我们。因为天才也同样是"血肉之躯"，他自身也不能摆脱时代思想的规范。在这里，我们所注意的是科学思想的演进，而不是看神怪的演义和英雄的传奇。保持这一态度，我们才能平心静气地来认识弗氏学说的科学性和它的限度，也只有这样，才能使我们理解最近关于心理病态的学说的演变。换句话说，才能使我们对于人类心理病态的原因，有着更近于真理的了解。偏见往往是和盲从一样的，有着使自绝于真理的危险的。

    在心理病态的研究和治疗之中（在中国也是一样），我们的确常常发现我们病人中有着性生活失调和仇恨态度太强的现象。性活动的沉溺，性习惯的反常，性的奇癖，幼年的性的创疯的经验，对于爱的对象的仇恨，对于他人的破坏的态度，甚至对于一切自然物都带着敌意，这些往往在病人的个案中，有着和弗氏在 1896 年开始报告他的 Anna① 个案时大同小异的事实。不过，弗氏当年在发现这现象之后，便解释作人类本能的问题。而所谓本能学说的本身，到了现代，又多少为学者们所不满和指摘。同时，近两三千年来社会学人类研究的成果，又给我们另一种解释。所以现在我们对于弗氏所发现的现象，是复证其存在的，不过在现象的解释方面，我们因更有较为合理的其他科学的发现，便不得不重加考虑了。

就仇恨的态度而说，所谓某种态度往往与某种文化有关。从生物学的立场来说，人与人在生物学上的差异是非常微末的，但人与人在态度上的差异却真有天壤之别了。同时，从文化方面来加以考察，我们又多少可以说在某种文化的影响下，可以说我们看到多少比较近似的态度。例如据 Margaret Mead② 所说：温情、母爱和顺从他人的愿望的态度，在阿拉伯文化中是比较的显著。而以残酷的方式来获得威权，据 Ruth Benedic③说又是在 Kwakinth 文化下所常见的态度。比较为大家所更熟悉点的，有佛家的出世态度，我们在这些态度的差异上，无法去用一个生物学的事实来解释。同样地说，病人们有着较常人更

---

① 即安娜。——特编注
② 即玛格丽特·米德。——特编注
③ 即鲁思·本尼迪克。——特编注

仇恨的态度时，我们便不能说这是生物的本能的原因了。自然，有人会疑问在与我们同样文化影响之下的人们，为何病人们会有特殊的态度呢？在这里我们要知道各个人在同一社会中，因为生活经验的不同，对于文化的认识与接受是不能一律的。不仅是文化加于我们各个人的影响是有很大的差别，即就我们个人自身而论，对同一行为在不同的时间与环境之下，我们也有着不同的态度。最简单的例子：我们悠闲地在山间攀登，我们可以高兴起来攀上树去眺望远景或试我们攀登的体力，但，要是在我们突然遇到野兽的迫袭时，我们也一样地会爬到树上去，可是这时我们心理上便和先前攀树时完全不同了。人们的心理历程受环境影响与决定，实在是一件非常明显易见的事。同样的，心理病态的人和我们有着同样的生活活动，但他们为了特殊的生活和经验，他们对环境的特殊的了解，在他们的心理历程上便和我们不相同了。从行为动机的不同，一直到行为时的感觉和行为结果所给予心理的影响，都有很大的差异了。最近有些心理治疗家说，心理病态的人有着两种比较异常的心理倾向，而这等倾向的异常又是可以在病人的环境与经验中来找到解释的。这两种异常的倾向便是病人对于爱的渴望和对于能力的渴望。其实这两种异常的倾向，和弗氏所说的"性"与"仇恨"是有着现象上的近似的。不过我们对于这等现象不解释为人类的本能，而视为个人经验与社会环境的影响；不解释为自然的普通的存在，而看做文化所约制的现象。还有一点，更值得注意的，是我们只就我们所发现的事实作忠实的描写和它的因果关系的探究，我们不把部分的事实作无限制的普遍的引申。

　　我们且先讨论一下心理病态的人们对于爱的渴望的态度。常态的人们都一般地有着爱的需要。这里的所谓爱，自然是比较广义的。普遍对于"爱"这一概念的理解，是视作人类对于情感接受的能力，要从人与人的关系上来加以考察，便是人们都希望自己在别人心目中有一个良好的印象，希望人们对于自己有一种较优的估量。所以在英文中，"人"（person）这个字的古字，远在西塞罗①（Cicero，前106—前43）时代的文献中，是有着面具（mask）的意思，是指一个人在一幕剧中所扮演的角色。所以"人"是时时注意着自己在一群人中的地位，自己在他人心目中的地位的。可见人类对于爱的需要，早就成为"人"的条件之一了。至于常态的人和病态的人对于爱的需要的不同，是在于病态的人们先在他们自己的心灵上有了焦虑的存在，"爱"对于他们只是逃避焦虑的保证（reassurance）而已。本来焦虑不但使人们自己感到无助，并且使人们对外物和自我的估量也失掉正常的比例。这是病态的人们常常站在自己特殊的坐标上来观察世界的原因。他们觉得自己是孤独的，而外界又是充满了敌意的。他们的追求爱，很自然地是想找到慈爱、帮助和人们对他的尊敬，使他们自己觉得有着保证，不至于陷在焦虑中。在他们自己看来，他们对于外界的要求是很低的：他只需要人们对他仁慈，需要人家给他劝告，需要人家同情他是何等的孤独可怜，需要人家了解他时时地想得人家的欢心而怕无意中得罪人家。但他不能自知他自己的神经过敏、潜在的

---

　　① 原文"西西洛"，今译"西塞罗"。——特编注

敌意和他所给予人家的印象，以及人家对他的反应，所以他茫然为什么他的友谊、慈爱、结婚和职业关系总是那么不圆满。于是他便结论这一切的错误都在人家身上。人家不了解他，人家不同情他，人家不尊敬他，人家不能欣赏他的成功。这种结论使他对人家的潜在的敌意更有理由似的表面化了。他的逻辑是人家对他没有善意，他便应该报复。因为这种态度，又使这病人根本上缺乏积极地为他人设想的念头。换句话说，他们没有利他的善意的态度。同时，为了焦虑的威胁，他们又是更需要人们的爱来保证自己。这里便有一个更深切的不能解决的矛盾。

现在我们再详细检讨"爱"在心理病态上所表现的几种特质，特别是影响到友谊、恋爱、结婚等关系的失调是怎样发展出来。这问题在中国现代社会中是比较严重的问题，它不仅剥夺许多人的幸福生活，在需要许多人合作的事业中，它会影响事业的发展效能；要是它表现于家庭关系中，它会更影响下一代后嗣的心理上的健康。以前古人说"十室之内，必有忠信"，而中国现在可说是"十室之内，必有怨耦"，"十人相聚，必有阴谋"。人与人之间的关系的失调，可说是表现得非常的露骨了。而这等现象，还不仅流行于为"士大夫"们所不齿的"贩夫走卒"之流，而偏流行于所谓"四民之首"自命为指导社会的"缙绅先生"们之间，这实在是可以寒心的事。在这里，我想先举一个例案来说明。

她自幼生长在田园生活的农家，她习惯了朴实而多少又不为礼法所拘束的农家生活。在田垄间奔驰，在河道里跋涉，到旷野放牛，攀树去捉雏鸟。她从没有感觉到男孩子们所做的工作或所玩的游戏，有什么是她不能做不能玩的。一次，她记得她七八岁的时候，和许多孩子们做过性的游戏。在那时，她也没有注意到这些事。等到十二三岁时，她为了父亲的不争气，不得不离开田园，跑到大都市的伯父家去寄食。那里有着比较高贵的知识分子的家庭生活，那里也有着和她年龄相差不远的叔伯姊妹们。这种环境的骤然变迁，不仅是生活习惯需要重新适应，而在心理上也有着较为严重的影响，最重要的是强烈的自卑感的发生。从服饰、语言、动作以至风度上，都使她觉得自己非常鄙陋，不够都市的文明。不经意时偶尔漏出一两个乡音，成为被嘲笑被讽刺的材料。在乡村习惯了的举动和态度，又常被斥为粗野，"乡下气"变成她痛心的罪名，而父亲的堕落又使她在伯父家得不到平等的待遇，她怕听到人们提到父亲，甚至连"堕落""嗜好"等一类字眼都使她触目惊心。因为乡音的被嘲笑，自然使她不敢随便说话了，所以对于都市口语的适应更加迟缓；举动的被斥为粗野，更使她见了人便局促不安。她越是埋怨自己的鄙陋，而所谓"鄙陋"反更不容易除去；她越是想赶上都市的生活模式，越是失却了自然的动作。家庭生活给予她的嘲笑、讥讽和歧视，这无形中也影响了她对于外界的看法。家门之内，骨肉之亲，尚且谈不到同情与善意，所以她推论到家门之外，更是只有敌意和不平的世界了。自卑的情意综（complex）便成为她生活中焦虑的来源了。后来她在都市中受了较高的教育，但她心理上的问题，是不能在中国现代学校教育中得到注意和解决的。所以知识的增加，不能减轻她心理上的焦虑，甚至有时相反地更增加了她焦虑的程度。一个人是绝对不能忍受自觉自己不如人的。强烈的自卑感觉往往会促进人们在另一方面找到超常的发展，以作补偿（compensation）。所以耳聋的贝多芬，会成为永远光耀于音乐史上的作曲家。她是不能例外，越是在家庭生活里感到不平与冷酷，越使她在学校课业方面得到优越的成绩，不过心理上的苦痛还是一直存在着的。她和其他同学们一样辛勤地读书，但是她得到 80 分的成绩所消耗的精力是远超过其他同学得到 100 分的成绩所耗的精力的。因为她在读书时，不能如其他同学一样有着平静的心情。书一放到她的面前，自卑的感觉立刻使她心理上紧张起来，因为"失败"或"不及格"对于她更有着她个人经验上的特殊意义。她在失败以后，不能有平静的心境来检讨自己读书方法的错误或是准备的疏忽等等。失败对于她，无异是对罪囚宣告死刑一样地证明了她是不如人。这不如人正是她平日生活中焦虑的泉源。所以她对于考试，对于竞争，都有她的特殊的严重的看法。从她的焦虑的立场来说，她不能容许有一个同学在她的上面。为了考试她可以拼命地去应付，为的不是学业的成绩，在她实在是避免自卑的焦虑的意识。我们可以想象到，一个人在这等心境之下来念书，自然是事倍功半的了。所以她几次的名列前茅，都是以她以及心理疾病爆发前后的见书便头痛和不能看书的苦痛所换来的。在这里，我又得附带地提出一点意见向我们的教育家们进一言了，在教育上，我们是读到不少"教育在谋个人健全之发展"一类的话的。当一个教师看到他的"高足"屡次"名列前茅"时，未尝不从他们疲劳的脸上现出丝丝的笑纹来说："我辛勤的教诲是有着代价了，这等成绩可以使我'差堪自慰了'。"又哪里想到在这"名列前茅"的喜剧的幕后，却或许潜在着他的高足以后在精神病院的惨景呢！自然，这一点我们也不能要教育家们来负全责的，不过，心理卫生知识在教育上的重要，已经不再是纸上的空论了。成千成万的学生们的心理问题天天在你们面前陈现着，只要你们稍稍留心观察一下，确是可以避免不少将来的惨景的出现的。

我们再回到本文来说，一个有着自卑的情绪的人更异常地需要人家来同情他、尊敬他的，他们拼命挣扎向上爬，主要的便在提高人们对自己的估量，使自己安心自己并不是不如人。他们读书，他们从事一切学校活动，动机已不在那些活动的本身，而只是使自己安心而已。她希望同学们尊敬她，真情地爱护她，但因她自己的焦虑，对于考试，对于一切竞争的活动，已有她个人特殊的意义。焦虑决定了她不能容忍别人的成功与进步，所以以后在治疗中，她自己找到她以前特殊的嫉妒的心理解释。她看到另一同学在看书，她会心跳；她听到教师对另一同学的称道，她有难以言语形容的苦痛。自卑的焦虑，使她在与人的关系上发生了各种的障碍。她得做作地去向人表示亲善，她时时怕自己的嫉妒表面化而得罪人，这使她遇了人时总不能有自然的态度。因为她的做作与小心更容易使人家怀疑她是一个不真诚的人。又因为她自己时时在做作与不真诚之中，人家对她的夸奖，她不敢相信。人家善意的批评，会更使她激怒。她不能听到和她不同的意见，她觉得这是看不起她的明显的表示，但她又不放心人家会真心地服从她的意见。她在群众中，为的是要取得同情与尊敬，但在根本上她又不相信人家会同情她、尊敬她的。最明显的要是同学很普通地善意问一声她有什么事别人可以帮忙她吗，她会觉得这是种不能忍受的侮辱，因为这是同学看不起她有单独负起这个责任的能力。她不愿孤独地"默默无闻"，但自卑焦虑又使她无法和人家接近一点。

年龄的增加，性的自觉，在学校活动中男女的接触，使她有了异性朋友交往。在这里除了她一般的自卑的焦虑而外，又有几个特殊的经验上的因子，使她在恋爱上发生困难。第一是学校知识使她误解了女子的清白观念，七八岁在乡间性游戏的经验，突然又涌上她的心头，她自觉已经不是清白的完美的女性了。医学的检查已经告诉她依然是"清白"的，但她无法洗掉她主观的不能恋爱不能结婚的焦虑，于是除掉在都市寄养的家庭环境下所造成的自卑感而外，又加上一个更有力的自以为"非处女"的自卑的情绪。从母亲不愉快的结婚的实例，和母亲朝夕提示的天下没有好的男子，如同天下找不到白色乌鸦一样的教条，又使她对于"结婚""恋爱""男子"等有着病态的害怕与仇视。依然深入中国社会的男尊女卑的观念，和实际上她每天在家庭所受的男女歧视的态度，又使她对于男子有病态的竞争态度。所以在她情感的逻辑上，被一个男子所爱，无异于屈服于男子，无异于承诺自己"不如"对方，而这"不如"正是她心理上的痛点。（这点往往是现代中国许多受教育的女子在恋爱或结婚上所发生的困难的一部分原因。病态的情感使她们不能恋爱，恋爱使她们焦虑地害怕她们是不独立了。）在她严重的疯狂时，她曾重复地嚷，她曾经非常热爱过一个人，那人身

材很矮小，她眼睛红着在大怒地嚷："他在身体上便不能胜过我
……"以后在治疗中，她逐渐恢复了常态时，她自觉了以前在
那男子面前她所得到的满足是使她自己安心，不致引起自己不
如男子的感觉。这一点，在没有病以前，她不过觉得那是一个
神秘的没有理由的爱力而已。她又渐渐意识到在恋爱中，她常
常是爱辩论，一见面便不能制止自己辩论的行动，一直辩论到
使对方屈服，她才感到优越的满足。虽然以后她也常懊悔那种
辩论全是不必须，而且是有害的，但她不能控制自己。不但是
对爱人，对一切的男同学，她都是这样。她又想到每次接到男
友的信时，她注意的不是信的内容，而是信上的字体。她看到
字体秀丽，她立刻想去练习写字，非想法去超过对方不可。她
常常注意去找信上的错字或文法上的错误，引为愉快，而这些
错误又是见面时辩论最好的材料。总之，她在恋爱上，不是情
爱的接受，而是要找到逃避自卑焦虑的场所。抱着某种目的或
野心，如为金钱或权利去恋爱，或为要利用对方而恋爱，这在
前进的中国现代知识青年，是会意识地加以卑视或反对的，但
在潜在的下意识中，往往不知不觉地是为解决自己的某种心理
问题而去恋爱。这便是恋爱困难的来源了。因为恋爱所能给予
的只是常态的情感的接受，而不是一个解决心理问题的办法。
所以恋爱往往不能使他们或她们满足，这不满足就是他或她因
情绪而引起的焦虑不能解决的表示。一个男子在事业上不能成
功，在外面他是处处服从，处处受人的指挥，一回家他便做了
皇上，他怒视他的妻子，他常发怒说他的妻子不爱他，他对结
婚生活觉得厌倦，但他不知道妻子所能给他的决不能满足他在

事业上的失败。有的人把恋爱看作如同摩登设备一样，她们或他们什么事都是要和人竞争比较的，没有异性朋友成为她们或他们的生活上的一个缺陷。为了弥补这个缺陷，她们或他们觉得需要有这样一个人装饰着，超过了装饰的程度自然是她或他所害怕的了，于是就有对于结婚的害怕。从恋爱的动机方面来看，有着不少的恋爱开始便是基于个人心理病态的要求，于是在恋爱中，她们或他们是时时在追寻自己心理的满足。在表面上或在他们的自觉中，他们是在饥渴地期待着爱，而实际上这种饥渴的期待却是以焦虑为动力的。而他们的皇皇不可终日的情绪上的紧张，使他们误认为自己是何等的多情；而正常的恋爱不足以满足他们病态的要求，又使他们错觉地觉得这世界对他们是何等的冷酷了。在日常生活中，我们要是留心去听一听对恋爱或婚姻纠纷的埋怨，我们便会发现，原因往往起于非常微末的一个心理失调。"对方对于我太苛求了，我不知怎样才能使他快乐。""他是太自私了，他一点也不替我考虑一下，在我们结婚的晚上，他会独自看书看到半夜三点钟，还要我在旁边陪着替他整理书橱，这是多么不近人情哟！""真受不了，什么都得听他的，可是见了面他又很少提出主张来；要是你提出办法来，他又讨厌，甚至不必要地生起气来。结果，往往就那么僵看，真闷死我了。""他一见我的面，便滔滔不绝地演说他是怎样了不起的人，天下只有他所知道的才是学问，才有价值。从他的上司一直到他的朋友，照他说起来，没有一个人是值得活下去的人。他总是埋怨世界上是充满了平凡的人，所以不能欣赏他的伟大，似乎世界上的女人都应该跪在他面前听他的赏赐似的。你只要是听着他的演说那还不够，他还得要你由衷地附着他，来作违背良心的歌颂。"

"她时时得有强烈的刺激，她不能有一刻的安静，但在社交场合中，她总是神经过敏，要是她以为另一女子受了比她更多的注意时，她的脸便会放得长长的了，结果反而莫名其妙地弄得大家不欢而散。"其实，所谓天下的怨偶，不是不可避免的命运，怨偶往往是由于自己或对方的心理上的问题而起，要是能客观地、虚心地来了解自己，来了解对方心理上的问题，是可以帮助对方解决潜在的心理上的问题的。所以在这儿，还得重复地说一句，怨偶不是不能避免的命运。在病态的治疗中，我们已经发现心理病态的原因，找到他们在病前在恋爱上发生困难的解释，不但帮助了他们恢复常态的生活，并且解决了以前的心理上的困难，使他们生活得更有效率、更愉快。我们虽然自认为是常态的人，但在对人的关系上发生困难，也许是发源于一种心理上的原因，所以也不是不能解决的。

最后，我们可以再说到心理病态者对于爱的渴望的两个特征：一是强迫性，一是不稳定性。因为焦虑的存在，往往使人们失掉心理上的自发性和权变性（spontaneity and flexibility），所以病态者对于爱的渴望不是使生活内容更充实、更丰富，而是视为一个在生死线挣扎的紧要关头。这种原因往往很自然地使人们对于爱的重要性，作超过事实的夸大的估量，甚至把自己的存在、快乐和安全，都建筑在被爱的一点上。而这种态度，有时又会使他们把被爱的要求普遍化而忽略了事实的限制。例如我们本来只有对于我们生活环境中有关系的人们才能希望得到情感的可能，但在病态的人，往往忽视了这等限制。在他们看来，似乎天下的人都为了给他看一副笑脸或为了歌颂他才生存着似的。同时，他们对于情感的对象也无暇加以选择，像掉在水里挣扎着抓一块木板似的没有选择。一个邀请的电话或一张请帖，甚至会使他们改变了整个对于人生的看法。他们不能有片刻的独处，他们有着情感上的依赖性（emotional dependence）。和人们在一起，在他们便成为一种苦难的救济。同时，他们对于情感，也常常是抱着患得患失的态度，他们特别敏感地在窥视或推测人家的态度，实际上他自己又是一个十分容易觉得被得罪了的人。为了在与人的关系上发生许多困难，这等人有时会把他们的情感转移到动物甚至无生物身上，于是我们看到许多异于常态的爱猫、爱狗和其他爱物的怪癖。

情绪的不稳定所表现的方式是更多了。所谓好恶无常，便是很明显的例子。有时他们情绪的不稳定，也表现于他们的贪婪性（greediness）。他们可以忽然觉得特别馋，对于饮食方面特别贪婪，有时忽然特别热心去购办许多不必需要的物品。对于金钱，对于权力，都表现出特别贪婪的态度。这些贪婪的态度也因为以焦虑为动力，所以也有迫不及待或不加选择的态度，而性活动的沉溺也是贪婪态度表现的一种，往往在严重的精神病暴发之前病人的家属会发现病人行为的变迁，如贪吃或异常强烈的性欲，实在，这不过是情绪不稳定的更严重的表现而已。最有趣的是这等贪婪性的动作，往往因为对人关系方面有了进步，如家人或朋友特别亲密地表示关怀他，或在事业上相当的进步时，便会突然地减少，而遇到什么不如意或不痛快时，这些贪婪动作又回复起来。在这等贪婪的动作的后面，在心理上，往往可以发现病人们常不信任他们自己有什么能力可以有他们自己的创作，更不信他人对他会有什么善意可以满足他的要求，所以他从物的方面求获得要求的满足。这不过是强烈的需要情感发生阻碍时的一种变相的表现而已。情绪的不稳定也表现于异常的嫉妒中。在常态的人们，他们是常常不能满足于他们的爱，也就是他们时时自觉在将失掉爱的威胁之中，所以嫉妒在他们表现得格外的强烈。这嫉妒不仅表现于对人的关系中，甚至对方对于事物的爱好和称许也会引起他们的嫉妒。在这种情形下，自然谈不到恋爱与结婚的幸福与快乐了。

最后，我的结论是，一个心理卫生的机关的设置使人们在人与人的关系的失调一问题上得到科学的了解与指导。这在现代社会中是非常需要的。

十、从心理卫生个案研究观察男女之间的问题
——出席沙磁区学生服务社学术讲演会讲稿

　　记得在 1941 年的岁末，西风月刊社要我替他们 1942 年的新年特大号写一篇特稿，并且说许多青年读者盼望能讨论一点关于男女之间的问题。当时我在非常感慨的心境之下写成了一篇长文，并且就把来信中的"男女之间"作为那篇论文的题目。刊载以后，我就接着好些青年们来信申诉他们和她们在恋爱和结婚方面的心理适应上的问题。最近沙磁区学生服务社要我来作一次学术讲演，仔细地读完来信又发现"恳将青年男女问题多加启发"的要求。这些，都客观地说明了所谓男女之间的问题，依然是现代青年心理生活上的一个严重问题。同时，也就是他们或她们在现在的学校或家庭生活中较少机会得着科学的了解的问题。六年来我从事于心理卫生的研究与教学工作，在心理治疗门诊，很多机会遇到带着心理苦难的人们。在经过了较为详细的精神分析，往往发现那些心理苦难中有一部分是和恋爱、婚姻或性生活有着直接或间接的关系。在儿童心理指导

门诊，我常和那些所谓行为上有问题的儿童以及他们的父母们来往，而这些往往又给我一个非常深刻的印象。我几乎敢说："没有心理上有问题的父母，决不会有行为上有问题的儿童。"而父母们心理上的问题，表现得最明显的也便在于他们婚姻生活中心理适应的失调。这些心理适应的失调，不仅噬尽了他们自己生活上的幸福与快乐，并且造成一个阴沉而不安的家庭环境，很残酷地使他们无辜的子嗣们受着心理苦难的磨折。所以说到男女之间的问题，不仅青年们婚前生活中非常重要，就是在婚后的家庭生活中，男女们心理上的适应问题，依然是不能忽视的。我特别要严重地提起各位注意的是，这个问题不仅仅是个人的私事，因为它能有力地影响到下一世代子嗣们的心理生活，所以这应该看作是一个严重的社会问题。

如其说学术是应该中国化的，那么，心理卫生是更应该中国化的了。因为决定心理趋向的社会环境，在现代的情形下国与国之间的差异，依然是够巨大的。在人类文化还没达到理想的世界一元化的现代，中国心理卫生问题的讨论还不是贩卖西洋杂说和常识足够应付的。在这一意义上，我想用在北平协和医学院所见过的心理卫生个案来作讨论的根据。

现在先报告一个曾经轰动故都的一个女病人的个案。因为她在心理病态痊愈以后很不幸得着肺炎死了，所以在业务道德上，可以允许我较为详细地来说一说这个案的详情。也许还有人记得几年以前，北平社会上很轰动地传说着一个女学生杀人的案子，报纸上用着很大的字刊载着"杀人小姐"的题目，市民们特别是知识分子们都在不安地议论着这个案子的内容，焦

急地想知道这个案子的结局。事实是这样的：一个中学已毕业
而未进大学的女生，在暑假里，她寄居一个平时很知己的女同
学的家里，在某夜里，她忽然拿着厨房里的菜刀，把那女同学
的母亲和弟弟连砍了几刀，幸而都没有死，那些重伤经过了医
疗都脱离了生命的危险。这个案子自然是刑事上的案子，这位
杀人的小姐便被拘到法庭，被送到监狱里去了。十分难得的，
审理这案子的法官竟能看出这不是一个普通的杀人案子，他竟
会怀疑到这个犯人的精神状态上去，于是我们便有机会来侦察
这个案的详情了。

　　在精神病学的检查和诊断上，我们证明了这是一个精神分
裂的病态品格的个案，还没有发展为分裂性的精神病，所以病
症的预测方面还是比较有希望的。开明的法官尊重这些意见。
这位小姐便从监狱移到精神病疗养院了。经过心理治疗之后，
她的病态一天一天地进步了。后来她差不多完全恢复了常态，
并且在院中担任了部分简单的职务，一点也让人们看不出曾经
有过拿刀杀人的历史。可惜在安排她出院以前，急性肺炎就夺
去了她的生命。心理治疗的过程，那是一个太专门的问题，在
这儿暂且不提。从心理治疗所能得到的资料与我们今天所讨论
的男女之间有关的事实，可以在这儿说明一下。

　　她出身在一个中等的家庭，父亲常年在外谋生，和家庭的
关系不很密切。从母亲对于婚后生活的埋怨，"生为女人，根本
就是吃亏的事"，"女人结婚便是自投罗网，自跳火坑"，这些话
影响她以后对于男女之间的态度是非常深厚的。在她病中和病
后，这些话都一直盘踞在她脑中，几乎成为决定她的思想行动

的因子之一。不健全的家庭生活，特别是母亲这些提示的潜在的教育力量，使她无形中养成一种敌视男子害怕结婚的病态态度。在学校生活中，她有着广泛的和男同学们来往的机会，但为了她对于男女关系的那种态度，限制了她建立正常友谊关系的能力。这并不是她绝对地嫌厌或回避男女间的交际，而是在这等交际之中，她抑制不住那种成为习惯的敌视与竞争的态度。例如她在经过心理治疗以后，了解了她情绪生活的病态和发展以后，她还能清晰地回忆到那些经验：这正和我在《西风》里举的个案一样，她要是接到男同学的信，她首先注意的并不是那些信的内容，而是下意识地爱先找出那些信中的错字。她情绪上便安定下来，她觉得便用不着那么紧张地防备着了，因为对方是不如她了。要是她发现那信上的字体比她工整，她便会有很大的情绪上的激动，她会立刻想到练字去超过他。这并不是说她不应该竞争，而是说她这种竞争的动机是从病态的心理倾向出发的，所以她夸张了竞争的意义。她爱和男同学们来往，但她抑制不住她争论的态度，结果常常不欢而散。她根本上以一种敌意的、挑战的态度，来处理男女之间的关系，因为只有用这种态度，才能防范自己陷入情网，才能警觉自己关于异性的兴趣。这种防范与警觉的心理，是她从小在家庭生活中，特别是母亲对于婚姻生活的埋怨中发育起来的。所以她认为被一个男子所爱，无异于一个女子的投降、屈服乃至不能忍受的侮辱。她不能有平静的、愉快的、自然的社交生活，她不能欣赏友情。在两性关系中，她永远是盲目地为自己病态的情绪驱使着在奔驰突击。她猜疑，她害怕，她不能有平静而安定的情绪生活。同时，父亲对于家庭的冷淡，母亲对于生活的埋怨，又使她不能有满意的、快乐的家庭生活，事实迫着她得在家庭以外去寻找她情感的寄托。而生理和心理的成熟，更使她不能逃避和异性的来往甚至于钟情异性的命运。可是这种命运，在她那种强烈的防范与警觉的心理之下，又是几乎不可能的。这便是她心理上最苦痛、最深刻的矛盾。发生血案时是在暑假中，那时她是暂时寄寓在一位女同学的家里的，一天她忽然有一个偏执的幻想，她忽然觉得那女同学有意要把她介绍给她的弟弟，这点在我们以后的家庭访视中，知道一点也不是事实，而只是病人偏执的幻想。一次那个女同学的母亲雇了瓦木工来修理房屋，这本来是一般北平居民在暑期中的家常事，但是她自从有了那种偏执的幻想以后，她变得更急躁、更多疑了。她幻觉着修理房屋是那女同学的母亲要迫着她和那女同学的弟弟结婚的预兆，她幻觉着修理房屋是"新房"的准备。这便是那无辜的老太太被砍的种因了。出事的那天早晨，同学的弟弟从外面买了白薯回来，她也吃了。这本来也是很平常的事，而她在吃完那个白薯以后，她忽然又幻觉到这是他对于她的性的试探和笑谑。她深悔不该吃那白薯的，她认为这无异于是答应了他的性的挑逗。从此她更加地不安、着急。到了晚间，她一直是幻觉地听到母亲在严厉地警戒她不要投网罗，不要跳火坑，所以她一直也没有能入睡，于是她愈不安、愈急躁。后来她幻听到她母亲向她说，如其要避免这不久就要到来的不幸的命运，只有把女同学的母亲和弟弟砍死吧！这时已经是半夜了，她于是跑到厨房拿起菜刀奔到两个房间里行凶了。这些主观方面的感觉，都是她在治疗以后逐渐自觉地回忆起来的。

从这一个案中，我们可以结论到下列的几点。

1. 在一个不安定的缺乏温情的家庭环境里，往往就先造成个人心理上病态的倾向。这种倾向使人们在将来和人家来往的关系上预存了特别敏锐的偏见，特别是影响到两性的心理适应上，妨碍了正常的爱的关系的建立。因为在人们的童年家庭生活中，父母之亲尚且是那么落寞和敌视，自然更不敢在家门以外再相信有所谓"同情""善意"和"信任"了。偏偏在近几十年来的中国社会中，西洋的炮舰震撼了那一向在迟滞地发展着的自足自给社会，平静的水面激起了剧烈的波纹。同时夹在那外洋的商品中，也带来了个人自由竞争的事实与观念，于是"只能跳在别人的背上才能垫高自己的地位"。"没有和平，没有爱，没有友谊"的残酷现象，也恶毒地打着"物选天择"的幌子在社会中流行着。甚至使一部分的悲观者认为这些就是我们的民族性，并且是我们民族衰老了的表现——其实 Horney 在她所著的 *The Neurotic Personality of Our Time* 中，已经说到"自私""猜疑""阴谋"不能看作某民族的特性。我们应该注意到的是生产这些特性的社会背景和这些特性发展的经过。Otto Klingberg① 在他的新著 *Social Psychology* 中，也用了不少事实的资料说明了外人对我民族性的估计，是一种误会和曲解，他并且认为所谓中国人的"猜疑"，面部少表情，是帝国主义者威胁了中国人的安全以后的必然结果。

---

① 即克林伯林。特编注

人们从充满敌意的家庭，走到充满敌意的社会，时时焦虑地防范恶意的袭击。所谓男女之爱，在这种情形之下又变质了。它不再是单纯的男女相悦。人们在敌意的环境里心理上紧张得几乎疲劳到极度，希望在男女之爱中找到一个较为安全的堡垒，暂时地放下他防范袭击的武装，松一松心理上的紧张力。恋爱在这里成为一种人们心理上的保证，心理上安全的保证。人们疯狂地追求爱，实质上已经不是利他的建设的爱而只是为自己找到一个心理的避难所。可是几乎成为定型的那种对于人间关系的态度，一样地也侵入男女之间的关系中，像骆驼穿七曲珠孔一样使他们走不进那座避难的堡垒。于是人们是更贪婪地需要爱，而更急躁地不能得着爱。为恋爱而自杀，为恋爱而杀人，不再像过去民众故事中传说着的奸情命案那么单纯了。失恋变成从人们心理上根本失掉了一切安全的保证。对于外在敌意的威胁和恐惧，使他不得不以摧毁别人或摧毁自己来作孤注一掷了。

2. 中国现社会中还存在着男女间不平等的现象，这是谁也不能否认的事实。但是这些是有着社会环境的原因，并且是可能在社会改造的过程中逐渐消灭的。在天真的孩子们的童心里，先入为主地使他们看作是一种命定的两性冲突，不仅是造成了他们对于两性关系的病态的情绪态度，剥夺了他们自己的幸福，他们再以这样不健全的心理去结婚，去造成不健全的家庭环境，去影响下代子嗣的心理生活，这便很悲惨地画成一幅心理病态的轮回图。"家"便在这样的情形之下，成为心理病态的温床了。许多受教育的女子延误了她们结婚年龄，表面上似乎是由于势利的挑选，或是服务社会尽瘁学术的美名，而实际上，那下意识的对于男子的敌视与竞争的心理因子，根本使她们无法建立起正常的男女关系，实在成为许多的恋爱和结婚中悲剧的来源。所谓老处女的怪僻性格，从这里也可以得着足以叙述原因的解释。这是在我国现在女子教育和妇女运动中应该特别注意的。

3. 在青年的生活修养之中，我们应该养成一种坦白的、严肃的敢于正视自己生理和心理上的欲望的态度。这些欲望不仅是自然的，并且是常态的。只有了解自己的欲望，面对现实，在现代文化所允许的途径中谋正常的解决，才是健全的心理态度。盲目的压抑，或是用许多美好的词句来掩饰甚至否认这些欲望的存在，再不然，和那些腐烂了的有毒素的中西迷信中的罪恶之感结合起来，那么，即使目前能得暂时的成功的压抑，而这些不自然的心理紧张，还是使个人在一种无名的心理苦难之中生活着。何况压抑的力量有时而穷，到了那时便会暴发到不可收拾的局面。一个人要是听到圣洁的修道女在精神病院里的淫词浪语，他才会知道盲目压抑的可怕。在这个案中，她要是不害怕自己对于异性的兴趣，而合理地处理这些自然的欲望，那么这些欲望便不至于积累为病态的幻觉，也不至于砍杀无辜的他人来消灭幻觉对于她的威胁了。所以科学的青年性教育的实施，不应该还只是讲坛上文章上的门面话，在大、中学的生活指导上或是学校卫生的设施中，应该是一个有计划的节目。尤其是两性的心理卫生的指导应该是实行的，而不只是宣传的。

4. 在两性生活的适应上，无论其为友谊的、恋爱的或是婚姻的关系，要是发现了困难或问题时，我们不应该再随便地诿为天命或缘分，或是模糊笼统地说是个性或脾气的不同，而应该理解为一个复杂的心理卫生问题，并且多半为下意识的心理问题。应该尽可能地利用心理卫生门诊一类的设施，以求科学、合理地了解与解决。在这一意义上，我们要特别警戒着那些藏在"个人自由"旗帜下任意的离婚、分居或遗弃。因为不仅在顾念下代子嗣的心理健康方面，他们要负道义上的责任——这个责任不仅是履行了法律上赔偿或赡养便可卸掉的，并且即就他们自己的心理健康而说，如果真是性情不合而有离异的必要，那么这性情不合很显然地是表示双方心理适应上有困难，也就是说心理上有问题。这些问题如不加以合理解决，那么即使再多几次的离异和再婚，也不会使他们有幸福的结婚生活。看许多再婚的人们在婚后依然在焦头烂额地哼着"结婚是恋爱的坟墓"老调的结局，我们便可知道这种论据并不是无所谓而发的了。再看看许多行为失常的儿童来自父母离异的家庭，我们更应该警觉社会这一问题的严重性。特别是我国战时中产生的儿童收容所或儿童保育院中，这些离开了父母的儿童们，我们应该立刻加以密切注意，施以心理卫生的科学考察，以防止其行为失常的趋向。上次欧战而后，所谓"战时儿童"以后给予社会上的苦痛经验，我们应该及早预防重蹈覆辙。

本来，心理卫生个案的事实和结论，是不能无限制地普遍化和引用的。因为各人的生活环境和过去经验，几乎没有两个人是完全一样的。不过在同一时代和同一国度里生活着的人们，他们所受到文化方面的影响，多少是近似的。所以心理卫生的个案，还是足以给我们检讨自己心理问题时作为参考的。在简单地作了上述讨论之后，我还得重复地说一句：男女之间的心理适应，在现代中国社会中，还是一个严重的问题。因为"家"的组织，在我国目前的情形下依然是一个重要的社会单位。从心理方面说，它是人们情绪生活的堡垒，它是训练人们情绪态度的重要机构。而男女之间的心理适应，又是决定家庭间情绪环境的重要因子。所以对于这个问题，我们不能看作是一个常识的问题、私人的问题，而应该理解为一个需要用科学的心理卫生学的知识来处理的社会问题。中央卫生实验院的当局鉴于我国现在这些心理卫生工作的重要，已在 1942 年 5 月间成立了心理卫生室，并且设置沙磁区卫生实验室、心理卫生咨询处和心理卫生门诊。这也是这个实验区工作的一部门，希望对于这些严重的社会问题，来作尽我们力量的贡献。

十一、儿童期的性教育问题

弗洛伊德所领导的精神分析学派曾经强调了儿童期性的创伤经验在心理病态的病原学上的重要性。这个论点本来是精神分析整个性本能学说的一个部分。我们虽然也曾指出过弗氏过分夸张了性在心理生活上的作用的失当，但从临诊经验方面来看，儿童期的性经验确实是可以很久远地影响个人将来的心理健康。这不仅在心理卫生的立场上，我们应该认识这一事实，就在教育的立场上，特别是在儿童教养方法上，我们也具有了解这一事实的必要。

性在我们这个社会中，很早就成为一种禁忌（taboo），经过神权思想和封建道德又替它加上一重神秘的外衣。于是人们对它不能像其他身体机能一样容易得着科学的认识。但它确是人们身体机能的一个部分，并且是影响人们身心发展的比较重要的一个部分，事实也是逼着人们得去处理这个机能所引起的许多问题的。于是，模糊的了解、好奇的暗中摸索、社会禁忌的罪恶感、宗教上的不洁感都缠结着，造成人们情绪上的不安，这就是性问题影响心理健康的症结所在。所以现在廓清性问题的神秘性，让科学知识来帮助我们合理地处理性机能所引起的问题，这在我国教育设施中是应该特别加以注意的。

儿童期在人们身心发展过程中的重要性是一个公认的事实。但由于成人对于性问题的偏见与误解，从而他们对于儿童期性机能的发展也常有错误的估量，于是对于这个问题的指导也不能正确。在以前许多人都认为在青春期以前儿童们是不会有性感的自觉的，所以他们不能想象儿童会因为性而引起心理上的问题。那是弗氏从他治疗心理病态的临床经验中提出了对于这个错误估计的警告——自然不是说在弗氏以前从没人提起这个论点过，例如 Perez① 早在 1886 年出版的 *L'enfant De Trois a Sept Ans* 便已举出一些权威的意见认为婴儿期便有性冲动的存在，不过没有引起社会严密的注意罢了。弗氏认为性动作的表现往往开始于很早的婴儿期，特别如吮指一类的动作是满足性快感的表示，所以他说："事实上，新生婴儿是带着性本能来到这个世界的，并且伴着性感，他度过了哺乳期和儿童期，很少儿童在青春期以前是没有经验过性的动作和性的感觉的。"当然也有很多的学者是怀疑弗氏这个论断的。例如摩尔（Moll）在他所著《儿童性生活》一书中，便认为弗氏的意见是一种夸张，不过他也承认儿童期感知（feeling）的类别是非常难以区分的，他也承认儿童要是在 8 岁以后有心理的性欲表现（psycho-sexual manifestation）也不是病态的。神经学专家罗文菲

---

① 即佩雷斯。——特编注

(Loáeufeld) 也觉弗氏学说有加修正的必要，他认为像吮指一类的动作本不过是一种普通的动作，只有存在着病态倾向的儿童那才成为性的问题。不过他也说性问题在婴儿期的表现虽然是异常的，但较一般人所想象的是多得多了。性学研究的权威者埃利斯①（Havlock Ellis）说："有一个公认的事实，那就是自淫（auto-erotic）的表现有时可以发现于 12 个月以内的婴儿。"这些意见虽有多少出入，但大体说起来可以证明性教育的开始是不能等待到青春期以后的。但一般父母们往往容易忽略了这一点，并且他们有时还反对儿童期性教育的实施。他们的根据不外是说儿童们天真的心灵上本没有印上过性的印象，他们对于性是无知的，何必再去提醒他们呢！这种说话固然已经表示了成人们主观上先就错误地认为性是可怕的，所以不必提醒他们，就是从事实上来看，所谓儿童对于性是无知的也不过是用成人的心理来忖度儿童罢了。阿伯特太太（Mrs. Abbott）曾经说过一个有趣的故事，一位年高的祖母带着两个孙儿去逛动物园，当走到鸟房前面时，祖母说："你们不是常问小孩是从哪儿来的吗？现在告诉你们，就是这种鸟带来的。"那两位孙儿私自窃笑并且商量着："要不要让我们告诉她？"可见儿童们对于性问题的了解，并不如成人们所想象的那么无知。要是毫无指导地让他们根据自己不正确的观察和想象而去找自己的结论，那才是危险的呢！有的父母们在儿童面前避免或禁止他们对于性的好奇，他们不得不从同伴们或佣仆们那里去打听，那危险便

---

① 原文"爱理士"，今译"埃利斯"。——特编注

更大了。巴尔扎克（Balzac）说："一位母亲可以很严肃地教养她的女儿，在她的卵翼之下庇护了 17 年，但是一个女婢可以用一个字或是一个姿势便使她前功尽弃。"法国 19 世纪小说家都德（Daudet）也认为，对于儿童不施以科学的性教育就如同在漫长的旅途上不供给人们清凉的饮料而让他们在路旁的沟里自己去找污水喝一样。有的人以为要是对于儿童施以性教育，无论是性的谈话或图解，儿童是会偷偷地从中找到满足，而不能作理智的了解。其实儿童要是认为从这可以找到满足时，这就证明了这个儿童对于性的好奇已经是压抑得很久了，性在他的情绪上已经打上一个纽结了，如其很早便在他"天真的心灵"上解除他对于性的好奇，如同解除他对于其他自然现象的好奇一样，那么他在这里便找不到什么满足了。要是儿童对于性问题一直真是无知的，或是说压抑的，那危害于将来倒是很大的。在这里我想起曾来我门诊的一个个案。一位二十多岁的大学女生在来到门诊前几个月里，行为方面逐渐地异常了。她食欲贫乏不思饮食，整日抑郁地躺在床上，懒得招呼人家甚至是怕去见人，自然也不能上课了。在校医处检查也查不出什么病来，可是她的精神总是振作不起来，就是最亲近的朋友也找不出足以解释病症的理由来。来到门诊她支吾半天好容易才说出她觉得她近来身体方面有点异样，她怕人家对她有什么误解，话说到这里又停顿了，经过我们再三鼓励她坦白地、自由地说话，她才说她觉得她的腹部不如其他少女那么平坦，她怕人家误会她有什么生理变迁，接着她非常情急地解释她是如何纯洁，如何看重个人的道德，所以才一直在疑虑着、恐惧着。事实上经过我们的访问知道她确是生活得非常严肃的少女，身体方面也确是没有什么变迁的，那么，这种疑惧是从何而起的呢？经过仔细的分析以后，我们逐渐可以解释她疑惧的来源了。在她很小的时候母亲便居孀，母亲非常严格地教养她，特别是在两性问题上，是讳避得非常严格的，自然更谈不上男女间的来往了，所以两性问题在她心理上一直是个非常模糊的谜。在初中时，有位男同学给她信表示倾慕之意，她内心也很钦佩他，但她所受的教养使她不敢有任何的表示，甚至她更是避免见到他。到了高中，因为不同在一校读书，他们分散了，但那男同学的影子一直埋在她心灵深处了。不过她依然是不敢有任何的表示的。从此她便多病，到高中毕业她服务了，病也就深沉了，母亲再三地诘问，她才说出初中时的一段往事。后来设法打听到那位男同学的所在，她也和他见面了，但是她一见他时，她的心便感到战动，腿也发软。她讲不出一句话来，好几次都是如此不欢而散的，她在刹那间失掉控制自己的能力。本来在初中时只是一段很模糊的罗曼史，中间又隔了这么长的一段时间，现在见面了又是那么期期艾艾，于是他开始疑心她有什么难言之隐，而她却是一腔热情，无法表白。其实她见男友时那种心，只是因为过去过分地压抑了两性的情绪，不健全的教养使她在正当的男女交际之中反发生了阻碍，现在的疑惧更是因为把两性正当的交际误解为会引起身体的变迁，而身体正常的发育也便误会为身体变迁的证据了。她所了解的身体及机能的情形，说出来是会使人对于她过去所受的教育发生惊异的。我不知道她以前对于生物学、生理学和卫生学是怎样学习的，但一个女大学生对于自己切身的身体情况是了解得那么隔膜，还谈什么生理学和卫生学呢？如其早有科学的性教育，她个人是不会到现在再付偿这偌大的心理上的代价了。这在我国教育设施中是非常应该注意的。据说在 40 年以前有些人调查过英美两国女大学生的情形，其中，现有 50%～90% 的学生是有着月经期的苦痛的，这往往是缺乏性机能的科学知识所致，于是他们便逐渐注意到性教育的实施。埃利斯①在他所著《性与社会的关系》的性教育一节中，也曾很感慨地说现在女子教育中最大的错误是对于月经机能的忽视和漠视许多有害健康的习惯，衣服和身体健康的关系、衣服和身体健康的关系，饮食和身体健康的关系，甚至排泄和清凉习惯对于身体的影响，都为女子教育所忽视，许多错误的习惯还在流行的，不知不觉中正不知侵蚀了多少妇女的健康。这是很能发人深省的。

在儿童期性教育中还有一个值得注意的问题，这就是弗氏学说中最受人攻击的所谓恋母情结②（Oedipus complex）问题。弗氏曾经借用希腊故事中一个国王恋母弑父的命案来描写儿童期往往在双亲中亲异性、憎恨同性的心理现象，他认为这种心理现象是普遍存在的，所以以后和人们所受的教育和文化的影响相冲突便暴发为精神病。这个概念经过最近许多心理分析学家和文化人类学家的研究，虽否认这种现象普遍存在的，但在父权的社会文化中如其父母教养儿童的态度不正确时，确可以造成此等现象而成为精神病病源之一。本来儿童期既早有性的

---

① 原文"爱理士"，今译"埃利斯"。——特编注
② 原文"伊的怕思情意综"，今译"恋母情结"。——特编注

自觉，而儿童在早年一直是把活动局限于家庭之内，那么性对象的囿于家庭中的近亲，本不足惊异。汉密尔顿①（G. V. Hamilton）曾在纽约调查了100对已婚的夫妇，都是所谓上流社会而又有很高的智力的人。在他们和她们的回忆中，有10位男子和7位女子是曾经把性感的对象集中于双亲中的异性的。28位男子对于自己的姐妹，10位男子对于自己的母亲和姐妹，5位妇女对于自己的兄弟都有过性感的自觉，年龄在10～14岁，不过这种心理在以后正常的教养中便逐渐消失，所以并没有造成什么心理上的病态。我们不必因为这等现象和社会伦理相背谬而讳言这等现象的存在，相反，我们应该科学地探究这等现象的成因，设法消灭造成这等现象的因子。如亲子间的身体接触的减少或避免，使儿童性的好奇心不集中到父母的身体上；对于儿童性的好奇心随时予以适当的指导，使他们看作和其他身体机能一样；父母对儿童的指导要一致，使儿童分不出在父母的爱心方面有什么差异。儿童在这样健全的家庭教育之下，再加上社会文化的要求，他们是可以顺利地度过幼稚的心理过程而逐渐走上成长的坦途的。在北平时我见过几个精神病人是因为所谓恋母情结而犯病的。在这等个案中，我们往往发现几种共同的因子，如父母们自己先有不健全的心理，过分溺爱儿童，从小和儿童身体接触太多，时间方面延长得过久，养成儿童情绪上的依赖性，无形中使儿童对于性的好奇与父母的身体习惯地联念在一起，这样忽然遇到社会文化的要求时，便发生

---

① 原文"哈密尔登"，今译"汉密尔顿"。——特编注

剧烈的冲突。一位病人因为母亲早寡，母亲把一切注意力集中到病人身上，到病人快二十岁时还得和母亲同床而眠，所以在他犯病而后所谓恋母情结的存在是非常明显的。还有一个个案是二十多岁的青年，因为对于自己的妹妹存在着性的幻想而激发了精神病。经过我们的调查，发现他的父母很久就耽于烟癖，从不过问儿童的生活，他和妹妹一直跟着仆人们生活，常从仆人口中听到淫秽的故事，自小就常从妹妹身上解决他对于性的好奇。这种情形多年来没有受到父母的注意，等他受了教育，这种习惯已很难自制。这不仅在他自己造成严重的心理冲突而至于暴发精神病，便是妹妹也陷于心理的苦痛之中。可见精神病学家所发现的性对象在于家庭近亲的现象，并不是天生的、普遍的，而是不健全的环境因子所造成的，特别是漠视儿童期性行动的存在，忽略了性教育的实施，往往是造成这等现象的主因。

　　游戏是儿童生活中主要的活动，一切心理活动的历程也常如实地反映于游戏活动之中。所以注意观察儿童的游戏活动，不仅可以了解儿童心理历程的进展，在心理指导的意义上最重要的还是借此可以发现儿童心理情绪上的问题，从而对儿童可以有更深切的了解。现在儿童心理治疗术中逐渐发展了游戏治疗的技术，也是基于这个前提而出发的。儿童的性行动有时很容易借着游戏活动表现出来。或由于好奇，或由于模仿，所谓性的游戏在儿童们中是很普通的。对于这等现象父母们如有密切的注意再加以适当的指导，儿童的好奇会慢慢消失，加之文化要求的影响，可以使儿童逐渐放弃这种游戏，而在心理上不会留下什么创伤的痕迹，这个论据可以在人类学家们从原始部落中所获的材料来找到证明。威克斯①（J. H. Weeks）说在上刚果的本加来（Bengala of the Upper Congo），霍布利②（Hobley）说在英属东非的华萨尼亚（Wa-Sania of British East Africa），都很普遍地发现儿童的性游戏，有时都在成人们面前学行，因为他们对于性的态度很自然，所以也不发现这种游戏中有什么不良的后果。在我们的社会便不同了，成人们对于性是毫不加以解释地避忌和讳言，偶然发现了儿童的性游戏，也是不说明理由地谴斥和禁止。这不仅反而加深儿童的性的好奇心，更想偷偷避开成人而做这游戏。等他受了教育和文化的影响以后，性问题在他们虽然依然是模糊的，但社会禁忌所引起的罪恶感却深埋入他们的心头，因此常常造成心理上的悔恨与冲突而失掉健全的心智。有一位生在乡间而后来到都市受教育的女病人，因为小时在农村环境中儿童活动的范围较为广而且较为自由，所以常和男孩子做"杀猪""扮新娘"一类带着性的色彩的游戏。这等游戏也许根本上便没有什么性冲动为动力，即使是由于性的好奇，也不会在身体方面有什么真的接触。但是她受了教育以后一直在内心悔恨儿童时代的这种游戏，甚至疑心自己是不贞了，因为基于这个疑问而造成很深的自卑感，根本动摇了对自我的估量而陷于很深的心理苦痛之中。要是父母们稍稍开明地指导儿童的游戏，并且使儿童们对于性问题在父母们面前有坦白诉述的机会，那么在发现那种情形的时候经过父

---

① 原文"卫究士"，今译"威克斯"。——特编注
② 原文"何布雷"，今译"霍布利"。——特编注

母简单的解释与指导，是可以避免她以后心理失常的悲剧的。至于在儿童时期因为环境不良，有时遭受了意外的性的袭击，这是比较严重的所谓性的创伤经验，事实上这等袭击有时并没有身体上的损害，可是在心理上却贻患无穷。我看过两位女疯人，一位在六七岁到牛奶场去玩耍，看到乳牛交配的木架，好奇地问那管理的场工，那工人便抱着她要施行非礼，她大哭起来便被放走了。一位在七岁时因为邻人用方法骗她到屋里作性的试探，她挣扎地走开了。这两位病人实际上都没有受任何身体上的创伤，但在心理上都成为私自悔恨和冲突的焦点，以后甚至成为她们在恋爱和婚姻生活中心理适应的障碍。在这等情形之下，不良环境因子的预防固然是重要的，科学的性教育也可以很早解释了她们心理的问题不致噬啮了她们以后生活上的幸福了。

儿童性教育在中国不是没有人提过，但为了社会传统的禁忌，父母们、教师们自己心理上便对性问题存着避忌的错误态度。我为了在心理卫生门诊屡屡发现这种不幸的个案，所以特别地提出这个问题，希望父母、教师们加以注意。

十二、父子之道

关于心理病态的知识，随着现代社会的日趋复杂而且有逐渐普遍的趋势。我们只要离开任何一种比较普遍的报章杂志来看，总是或多或少有些讨论关于心理病态的文章，这客观地证明了人们在现代社会生活中对于心理学的知识的需要是时时地在增加着。我们生活在一个变动得较快而内容较复杂的社会中，不但是在我们内心的心理生活和客观的社会条件之中间容易有矛盾和冲突的发生，就是在我们个人内心的心理生活之中，情绪和观念也往往因在不同的时间历程之内而容易自相矛盾起来。

一个"士人"生在君主专制的科举时代，家庭和社会的环境从小便迫着他去走一条早就替他安排好而且是世代相沿大家都因袭地走着的一条路——"十年窗下无人问，一举成名天下知"，"修身，齐家，治国，平天下"，"学而优则仕"。他读的书，是几十年甚至几百年传下来的"世代书香"的产物，就因为这是几代祖先们所熟习而当时社会依然通行的经典，所以他从这里面也得着一套和祖先们相同以及为当时社会所公认的生活理论与生活方法，而父与子在心理上的距离也比较接近。从"埋首穷经"到"衣锦还乡"，而"退隐林下"，他有一贯的比较固定而比较调和的生活理想。不但他的希望与观念和社会常模相适应，而他自己从儿童期至成年期而老年期，他内在的心理历程上也比较地没有什么大的变动与矛盾。等到社会生活起了剧变以后，所谓社会生活的常模先就有了变动，人们不可能立刻把自己从过去经验中解放出来，而因袭的生活方式与生活理想又不复能规范或指导个人的生活，个人便被迫着用一套积习已深的心理习惯来适应当前瞬目百变的社会生活了。哥哥几年前所买的《共和国国文本》，而弟弟便不能用了，得更买一套《复兴国语读本》。从前，在家听惯的一套"扬名声，显父母"的理论，一直没有觉得怀疑过，而一进学校，"民族""国家"等名词却又和家庭、父母等印象渐渐地不能并立。一面被教师催着做化学、物理的习题，一面又要被母亲迫着上庙替母亲拈香。这些不仅是外表行为上的不和谐，而更严重的是一个心理上的冲突与矛盾。平时个人在日常生活中，很少是对于个人的行动和心理上的变迁点点滴滴地在随时作着客观的自我的分析，而情感作用又往往是蒙蔽我们的"自知之明"的，所以复杂错综的心理冲突便不自觉地在我们心理上成为一种无名紧张状态，易言之，心理上失掉了和谐与平衡。而一切力量在不平衡的状态下，又往往是要设法回复到平衡；可是，因为这不平衡的原因先就是不自觉的，所以往往不能找到健全的、合理的回复平衡的方法与手段。因此，向内在的方面发展成为心理的病态，而向外发展也便成为行为上的问题。所以现代心理病态的知识，不仅应用在心理疾病的诊断与治疗上，更推广到教育、法律、政治、宗教等与人类活动有关的一切文化领域以内了。

一个 16 岁的青年，来心理卫生门诊挂号，说他在不久以前曾突然晕倒一次。他当时完全失掉了知觉，所以当时的情形他一点也记不起来，直到他回复知觉常态时，他已经是躺在床上了，只是特别地觉得累和软弱。以后他听到旁人告诉他，他患病时手足都使劲，牙关咬紧，不停止地哭，一直来到门诊时，他还时时觉得头痛，胃口也不好。经过身体检查，没有什么病理的发现。在这里得特别说明一点，那是心理病态和身体疾病所不同的，心理疾病所表现的病征往往因各个不同的患者而有不同的意义，换句话说，有不同的病源。任何人患了寒热病，我们都知道是一种疟蚊带来了疟原虫在身体内发生了作用；可是，一个因心理原因而晕倒的患者，却无法推测到普遍的原因。从一个患者的治疗中所得到的解释与原因，却不能无条件地应用到另一同病的患者。所以对于病征的意义的把握，在心理病态的治疗中是最重要的开始的步骤。我们怎样来了解病征的意义呢？对于这一问题的意见，许多心理学者或医学心理学者们的意见便不十分一致了。有的认为应该注意到儿童期甚至婴儿期的经验，特别是性生活的经验，有的却主张应了解患者整个的人格构造和患病当时的经过。据我个人经验看来，我是赞成后者的意见的。因为无论是心理病态或行为问题，特殊的病征和特殊的行为，可说是一种心理冲突的调和，如上文所述是从心理的不平衡回复到平衡的一种方法与手段——不过这手段与方法是病态的，而治疗主要的目标，即在使患者得到合理的、健全的方法来回复他心理的平衡。心理的不平衡，固然发源于各个结构，但突然失掉平衡，却又是往往起源于当时特殊外界的刺激。各个人因人格结构的不同，所以外界刺激对于他个人有特殊的意义与估量。因此病症发生的经过与当时的详情，实是把握病症的意义的最重要的问题。于是患者说了他犯病是在一个下午，父亲找他和兄弟姐妹们谈话，这谈话是因为哥哥将有远行，父亲特意地夸奖哥哥的能力作为对于患者兄弟们的鼓励。患者对于哥哥的感情本来是很好的，但患者认为哥哥这次的远行，是完全违背了平日的所谓"良心"。[①] 哥哥有这动机时，他曾和哥哥有过激烈的辩论，结果他非常失望地惊异着哥哥的态度完全变更了。从此他对哥哥是怀疑而疏远着。父亲是家庭的权威，父亲的命令是家庭的法律，父亲严格的教训造成他们兄弟们文雅的所谓上等门第的礼貌。在父亲面前，从未有过表示异议的机会，因为事实上这是不许可的、不可能的。父亲也常谈到他以前在事业上奋斗与青年时代的抱负，这引起患者对于父亲的极端的崇拜与赞美；同时，使患者印象最深刻的是从小就听得父亲说，在他生患者时，是他正在奋发有为的时候，

---

① 这一个个案是我在北平沦陷后在北平私立协和医学院的门诊所发现的。而本文的写作也在那个时候，而发表是在《西风》杂志第六十一期。因为那时自己还在敌骑纵横的沦陷区，所以个案的要点不可能明确地说清楚。事实是这样的：患者的父亲本来是同盟会时代的所谓老革命，后来腐化了，依附军阀，成为贪官污吏。最后北平沦陷，便又成为伪组织的要员，并且把他的长子送到日本去"受训"，患者得病时，就是哥哥赴日本时父亲致训词的一刹那。治疗时曾鼓励患者毅然内迁以减少个人心理冲突。后来内迁的计划是实现了的。

他相信患者将来也是兄弟中最奋发有为的人。这在患者自己，从小也便以此自负的。自然，在父亲这种论调之中，父亲对于患者情感上的偏爱，也可以想象了。可是中国近几十年间的社会变迁，是太剧烈而太急速了。它把一个人从青年带到壮年期来，往往把个人的心理态度变化得使人们不相信这是先前的那个人。所以父亲口中常传说的青年时代奋发有为的父亲，和现实的父亲的生活态度比较起来，便如同听神话故事一样了。单就父亲把两个女子引到家中同居而造成家中钩心斗角的不安的内幕来说，却已足使患者心理上非常冲突了。一面是崇拜赞美对象，一面也就是鄙视嫌厌的目标，而实际上却正是父亲一人。于是崇拜赞美失掉着落，而鄙视嫌厌也不敢表示。家庭生活的不安，曾使患者甚至有过逃家的念头，又终于为母亲的哭和劝告所感动而自动地暂时打消了。偏偏这次他认为不合理的哥哥的远行，又受了父亲的支持与夸奖。他还能记得在父亲谈话时，他愈听愈觉听不下去，他觉得愤恨极了，但对于父亲的一言一语，他不敢反抗。渐渐地头也晕起来，待父亲说希望他将来也和哥哥一样时，他便晕倒了，他失了一切知觉。晕倒不仅使他逃出了冲突到不可解决的环境，而病征的表现——咬牙切齿等，也使他对父亲的抗议从身体的动作上表现出来了。经过治疗以后，他没有再患过，头痛、食欲不佳等病征也好了；因为心理冲突的情感紧张根本上减轻了。以后他又经验过几次同样的环境，不过他说他能自觉情感紧张的到来而设法解决，所以一直还没有再患过。

　　另有一个年龄稍幼的患者，被他母亲带到门诊处来。[1] 她痛心地说："患者年龄这样小，一点也不听教训，要他这样做，他偏那样做，要他念书，他偏去玩无线电。一次爬到屋顶上，几乎摔下来。最可虑的是他前几天忽然不见了。费了好多的周折，好容易才在离开这儿十几里的火车站上找着，他还不肯回来呢。"但从外表的动作和谈话中，很可以看出患者是一个比较聪明的儿童，智力测验也证明他中以上的智力。他说话时很温和很有礼貌，非常安静，一点也没有顽皮的动作。父亲是知名之士，在外国走过不少地方而却又非常懂得中国线装书的文化。在外国讲过中国文化，在中国也讲过孔孟的学说，也发表过激进的政治主张，也办过学校，却没有正式上过政治舞台，至多也不过给社会讲学，向地方的军事领袖宣扬一点孔孟的精义而已。患者说他出生时是在外国，那时父亲正在那国游历考察，而他的童年却又在另一外国度过。他觉得外国孩子们玩的玩意儿，都是可以训练科学思想的。他觉得科学的玩意儿最有兴趣也最有价值，所以他特别对科学有兴趣。等他回到中国，父亲要他读四书五经，他一点也提不起兴趣来。他把他离家出走动机也说得很详细很有理由似的，不过以后因为他母亲把他带到外国去了，治疗便没有继续下去。父亲是研究文化现象的，但是不同的文化影响造成他个人特殊的心理的体系，却是他自己

────────────

　　[1] 这也是在北平沦陷后在协和医学院门诊所诊视的病人，父亲也是投机的政客，那时是南京伪组织的要员。在治疗中是建议他母亲把病人带到美国去。因为他母亲经过详细的解释后，知道与其说是儿子的行为问题毋宁只是丈夫的行为问题。我们证明了儿子在一切方面是正常的。她很为我们的解释所感动，当时有赴美的意思，听了我们的解释便成行了。

所不自觉的。他爱说他的儿子，甚至是非常热烈地期望他的儿子。但是他的爱，究竟给了儿子什么样的影响？儿子内心的反应是什么？为什么儿子对他的话总是听不入耳，而儿子的行为，他总是瞧了不顺眼？这又不是他所能找到答案的了。上面所举的两个例子，一个是心理的病态，一个是行为的问题，但是父与子之间的隔膜，却在两者都是一致的。两位父亲生活经验的不同，所以也决定了他们对儿子们的教训和态度的微微的差异。他们都想把自己的理想装到儿子们身上来欣赏自己的成功，但他们的态度和儿子们被养育起来的环境的不同，又多少决定了这两位儿子一个多少倾向于向外的发展的性格，一个多少倾向于向内发展的性格。所以，一个用外表的行为——逃家，来表示对父亲的抗议，来解决他心理上的冲突，一个用病态的病征——晕倒，来表示对父亲的抗议而得到暂时的心理上的平衡。

这不只是一个个人的心理疾病的问题，这成了一种严重的家庭问题，这成了一个严重的教育上的问题。父母们常谈到他们儿女的心理上或行为的问题，但他们常忽略了：没有心理上有问题的父母，决不会产生儿女们心理上、行为上的问题。一个小学生在学校里卫生课上听到老师说儿童和成人同床睡是怎样的不卫生，所以回到家里向祖母提出分睡的要求。祖母伤感起来想用情感来感动她的孙子。瞧着孙子态度强硬，丝毫没有说服和感化的可能，于是老泪纵横地哭起来："好小子，奶奶搂着你睡，搂着你十几年你没病没痛的，好容易能看到你能上学了，你回家想造反啦。"这在大多数受过教育的所谓知识分子们，一看便知道问题是在祖母方面的。可是一个大学教授，用他自己的兴趣来迫着他的儿子和他一样，他自己无常的喜怒使他对儿女们的态度忽冷忽热，这时儿童们要是有了心理上的问题，人们便不容易看清问题的来源了。因为父亲是做过"大事"，教育过不少的"英才"的，可是忘了父亲也是一个"人"，他的足以影响儿女们的他自己的心理问题，也很少是他自觉的。中国有句俗语说："名父之子不易为"，在我个人有限的经验中，却发现不少问题儿童是"名父之子"，而问题也往往就在于"名父"之"名"。要谈到"名父"的问题，便更复杂了。"名父"容易有自觉非凡的态度，所以容易流入独断，而不能虚心地了解儿童的心理和需要；"名父"既然自己是觉得不平凡的，那么自然的结论是他的儿子将来一定也是不平凡的。这不但是无形中对儿女们希望得太多，希望得过快，同时，也使儿童们容易觉得同年龄的同伴们尽是庸碌之徒，使他们将来在对人的关系方面，发生许多困难。"名父"要是希望自己的儿子能"传家"，又往往容易把自己固定的兴趣与观念勉强地加到儿子的身上，而忽视儿子的个性。"名父"要是事业得意，他又容易为自己事业所支配，很少了解儿童，很少有和儿童来往的时间与机会。"名父"要是一个所谓"失败的英雄"，问题可就更多了：他会从儿子们身上憧憬着自己的失败的补偿；他不问儿子的能力与兴趣，要儿子来完成他未完成的杰作；他因不得志而有愤世嫉俗或玩世不恭的态度，他增加儿女们以后的对外界适应的困难。

　　上面所提出的几点，不过是就临诊上所发现的事实加以列论而已，这绝不是普遍的一般的而且不能作无条件的应用的。总之，近年来中国的文化变动得太快了，它把父与子在心理上的距离拉得相当的远，使父与子之间的适应发生不少困难。不过，这并不是绝对不可避免的悲剧——虽然不是太容易避免的。我们要是客观地了解自我，了解他人，父与子之间的距离是可以接近的。以前鲁迅喊过"救救我们的孩子"，这应该让父母们自己来反省一下。

十三、自卑与傲慢

自我估量在一切常态和变态的心理生活里，都占着很重要的地位。精神分析学派中有一派以阿德勒（Adler）为中心的个性心理学（individual psychology），便曾以所谓自卑的情感（feeling of inferiority）为一切心理变态的来源，这实在是有着一部的真理的。我在一个学校的心理卫生门诊时，常遇到青年们这样的诉苦："我瞧什么人都瞧不顺眼，校长忙着是为了赚钱，教员忙着是为了吃饭，同学尽是没有脑筋的糊涂虫。"从这几句话看上去，这似乎是把自我估量到很高，觉得任何人再没有比他存在着更有价值更有意义了。如其心理上对于自我的估量真是这么的单纯，那么，至少在他个人心理上便比较宁静得多了。因为一个人只要觉得自己是值得存在的，仅是这一个念头便可维系不少生活的兴趣和挣扎的勇气。孟子说：天之降大任于斯人也，必先使他困心衡虑。实际上这一论断是只能应用于对自我的估量比较高的人们，要是一个人对于自我存在的价值根本上便怀疑了，那么，他要是再遇到外界的挫折，便只有加速地使心理生活失掉平衡了。近代流行的一个错误的观念，便是把挫折（frustration）在心理病理上的重要性过分地夸张了。以为一个人要是心理受了刺激，受了打击，便会得病了，而实际上呢，单纯的外界挫折与刺激并不是心理疾病的唯一因素，更重要的是个人的人格的构造（structure of personality）。像上述那样的高视阔步的青年们，要是他们真是永远那样自信着，以为众人皆醉而我独醒，那么，问题倒是简单多了。可是实际上往往不是如此的单纯，他们在把他们的环境咒诅一顿以后，渐渐地说到自己，而结果却总是结论到自己是怎样的渺小，于是，他既看不起其他的人，却更看不起自己，世界固然是该咒诅的，而更应该咒诅的倒反是他自己。这是一个严重的心理上的矛盾，是一切颓废和消极的情绪的来源。记得诗人黄仲则诗里有两句："十有九人堪白眼，百无一用是书生"，我觉得他是如实地描写了这一种心理上的矛盾。最近我又接到一封讨论心理问题的信。虽是简单的几句话，却是代表了许多现代青年心理上的矛盾："我是一个性情倔强内心非常矛盾的人。有时我感觉自己是个了不得的人，事事以为自己的思想是对的，简直是目中无人，可是有时却觉得自己处处不如人，甚至还怀疑别人厌恶我或轻视我，因此弄到非常讨厌自己，甚至憎恨自己。我不特憎恨自己，而更憎恨一切人类……"

我们要是把这种矛盾分析一下，我们便可以看出这很明显地是自我估量时起伏而不能安定的一种表现。正如黄仲则一样，一时觉得看不起人们待以白眼，而一面又觉得自己也不过是百无一用的书生而已。在这里我们得更进一步地问一问，这一矛盾究竟是怎样造成的呢？一个人既然是瞧不起人家，那么他该是把自我估量得很高了，可是为什么又把自我看得渺小？从理智方面来看，从逻辑方面来说，这是说不通的。所以精神分析家说，人类情感生活似乎另有它自己的逻辑与体系。我们应该再从人类的情感生活来加以考察。一个人最忍受不了的便是自己觉得自己无能，因为一个人的无能直接影响到他自己的安全感，我们对于安全的信心是从相信我们自己有能力来控制我们的生活环境而起的。阿德勒所强调的自卑的情感，也便是因为自卑引起我们不安全之感（feeling of insecurity），而这不安全之感也便常成为心理失掉平衡的根源。为了这自卑的情感是对人们生活的安全一种威胁，所以我们时时想逃避这自卑情感的自觉，而逃避的方法中最有效的便是所谓补偿作用（compensation）。所谓补偿作用便是所谓"失之东隅，收之桑榆"的办法，这个概念本来是阿德勒在观察器官缺陷（organ defect）的病人所得来的，例如一个盲者可以听觉来补偿他视觉的缺陷而成为特出的音乐家。有时因为这器官上有了缺陷而过分地努力来求补偿，结果这有缺陷的器官反有了超常的成功的，所以在古希腊历史中有着一位大舌而发音不清晰的人，天天到海滨用石子放在口中训练自己，终究成为有名演说家的传说。据说这种求补偿的作用，不仅发现于器官的缺陷上，一切心理上的缺陷，也往往趋于求补偿的一条路上去。所以傲慢的心理，往往便是自卑情感求补偿的表现。一个适当的理智的自我估量是根据现实的。所以我们知道我们自己的长处，也认清我们自己的限度。对于我们自己的长处，我们并不自以为优越，并不自负不凡，

因为我们知道这不过是一个比较的相对的看法而已；对于我们
的限度，我们也不自以为自卑，因为我们知道事实上个人的能
力总是有限度的，知识愈充分，对于自己的限度也认识得愈清
楚，科学愈发达，分工愈精细，各人的限度也愈明显。我们认
识事实，面对现实，所以我们在情绪上便比较地安定。有着自
卑情感的人便不同了，他把自己的限度错觉为自卑的证据，为
了要逃避自卑的自觉，他只有用一种空虚的优越之感来蒙蔽自
我，傲慢和偏见便是这样产生的。

从我们个人的发展史来看，当我们在儿童时期，我们的生
命完全操持在父母的手里，我们是一个不能自助的弱小的动物，
我们的一切都是从属于他人，依存于他人，而我们对于这种依
存的生活是时时想挣扎想摆脱的，因为依存于他人提醒我们自
卑的感觉，不过在我们儿童时期，我们有着事实上的限制，依
存生活几乎是命定的一样。到了青年时期，一方面因为文化和
教育的影响使我们更不能忍受这苟安的依存生活，更使我们不
能一刻安于自卑的心境；另一方面我们或多或少是可以能独立
些了，所以在这时挣扎求独立的心理最为强烈，而实际上青年
时代的知识与了解还是非常有限，所以自卑的感觉也特别强，
过分地求独立、敏感地反抗一切的规律往往成为补偿自卑情感
的一种表现。所以说人生最傲慢的时代是青年时代，等到我们
更成熟些，知识更丰富些，认识更深刻些，我们对于自我的估
量才能更客观一点，到那时，我们没有自卑的感觉，我们更没
有傲慢的态度。最有趣的是我最近在一个中学用美国塞斯顿氏
所订的品格测验（Thurston's Personality Schedule）发给 748 个

高中学生，结果他们有 681 个学生，即全体的 91% 以上的人都承认有反对他人的习惯。这实在是中等教育上的一个最严重的问题。许多在教育当局所最觉得头痛的所谓训育上的麻烦，往往是从这一青年时期心理产生的。有时他们对于服从与反抗没有从容作理智考虑的余地，自卑的情感下意识地激得他们反抗一下，显得"我没有受人的指挥与干涉，我是优越了"，服从与遵守纪律有时是会使他们错觉为依存他人。为了逃避自卑的自觉，在他们心理上，"反抗一下"是比较安全的。

要是到了成年时期还有傲慢的态度，那便是告诉我们在我们心理的深处，还有着扬弃未尽的自卑的残余存在着，或是我们在自我估量方面，还没有能做到客观的地步。一个咒诅哲学、谩骂哲学的自然科学家，往往因为他自己不懂哲学，谈到哲学会使他觉得自卑，所以骂哲学没有存在的价值，他便可以更安全些了。于是，读化学的朋友觉得世界上只有化学才是科学，学经济的学者也以为只要懂得经济学便足以应付世界上的一切问题了。所谓门户之见、文人相轻，往往因为自卑而造成傲慢的心理，结果往往自己限制了自己对于真理的接近。

有时我们要是留心在社交场中观察一下，有些人们是时时在滔滔不绝地大放厥词，只有你听他放言高论，他不会让你有机会说一句话。他总是像在向大家致训话似的，可是你仔细听一听，他只是把许多同样的话在重复，而且是没有完的重复。你要是有点不耐烦的样子，那么你无形中便结下深怨了，他会敏感地恨你一辈子的。这等人往往是有着深的自卑情感的人，怕人家看不起他，故意大放厥词使自己放心自己并不自卑。所以你的不耐烦使他痛恨，因为这是他最怕最忌的一点。我们在电影上看到唠唠叨叨、滔滔不绝的多言的女人，往往是过了她们"黄金时期"的女人，知道自己已再没有吸引人的力量而怕人家不注意自己，所以才多说话、多生气来显出自己的重要，来使自己安心自己在世界上还是值得生存下去的。所以单就这一点来说，佛教方面所说的"无言之美"，倒是表现有着比较安定的情绪的。

"知识"，说起来应该是能帮助我们有着较为客观的自我估量的，有时却不尽然。那么，我们要问这自卑之感是怎样来的呢？这一问题的解答，便没有一个普遍的回答了，这是各人不同的。我们得详细地来检阅我们过去的生活历史。据我所见的个案中，约可结出下列几点来。

1. 幼年家庭生活中不平等的待遇。父母先就有不合理的偏见，对于这无辜的儿童，先就有了情感上的歧视。哥哥和姐姐们因为年岁大些，自然懂得多些，自然更会迎合大人们的好恶，父母忘了他们在年龄与经验上单位不同，是不能相比的，可是，偏偏毫无理由地断定这孩子不成，不如哥哥，不如姐姐。儿童从小在这种空气中习惯了，所以一面自信心受了损伤，深深地种下自卑的根子，一面从小得不到安全之感，得不到鼓励与同情，所以更容易对外界环境仇视。这是自卑与仇恨的态度常常是伴在一起的原因。这样的儿童，为了寻求过分的补偿，往往以后非常努力，更有出息。不过，自卑使他不能得良好的人间关系，而自己心理上便常常是不健康地紧张着了。

2. 父母本身独断的态度，有时容易引起儿童的自卑心理。

父母本身的情绪不安定，有着心理上的问题，或则因为傲慢与偏见，使他们自负不凡，或则因为在事业受了委屈，只有在儿童面前显自己的威风，所以在家庭里没有儿童的地位，潜移默化之中使儿童觉得自己永远是渺小的，正确的自我估量永远不能合理地建立起来。以后到了学校，到了社会，虽已没有了独断的父母，但幼稚的心灵上的创伤一直存在着，他一直是觉得自己不如人家，不能和人家一样的。

3. 父母、兄弟姊妹间并没有给他什么坏影响，可是社会环境给他以不平的待遇，如贫穷和社会地位的微贱，如家庭职业的不高尚。这些从理智上说起来，应该是不能影响到自我价值的估量的，社会的传统却会在人们情感上给以威胁，而使人们有着自卑的感觉。

4. 其他身体的疾病、器官的缺陷或仪表的不扬等，都在不知不觉中予人们的情感上以打击，而影响自我的估量。分析出我们自卑情感的来因，再用知识来帮助我们建立客观的自我估量，这样我们便不受自卑情感的搅扰，更没有傲慢与偏见。到那时，我们再看看外在的世界，便不像先前那么可憎恨了。

后 记

　　当我把这些文稿整理完毕，正是一个夜深时分，小屋残灯，特别容易勾起人们怀旧的心情。想起在南京国立中央大学心理系我曾受过四年心理实验室严格的训练；在北平私立协和医学院脑系科我曾以七年的时光在那里学习，研究并且讲授了心理治疗学——特别使我不能忘怀的是在北平市立第一卫生事务所、北平私立育英中学、北平仁立地毯工厂我曾经正式开始了心理卫生的门诊工作，为了敌寇的蹂躏，不得不使我忍痛地放下那些刚刚开始的工作。现在呢，许多师友们正撑持在艰苦的磨折中，那些堂皇的房舍、完备的图书都给敌人玷污了，就把这个小册子的出版来道出我对他们的怀念吧！